ÉTUDE SUR L'OPÉRATION

DE LA

FISTULE VÉSICO-VAGINALE

ET

LES MEILLEURES CONDITIONS POUR EN ASSURER LE SUCCÈS

ÉTUDE SUR L'OPÉRATION

DE LA

FISTULE VÉSICO-VAGINALE

ET LES MEILLEURES CONDITIONS POUR EN ASSURER LE SUCCÈS

PAR

Le Dr P. BLOC

Ancien élève particulier du professeur COURTY, Ex-Interne et Lauréat des
hôpitaux (Concours de 1867)
Ex-Prosecteur (1868), Ancien Aide-Major (Siége de Paris)
Membre titulaire et Lauréat de la Société de médecine et de chirurgie de la
Faculté de médecine de Montpellier (1er prix, Concours 1872)

DEUXIÈME ÉDITION
revue, corrigée et augmentée.

ORNÉE D'UNE PLANCHE LITHOGRAPHIÉE.

PARIS
ADRIEN DELAHAYE, LIBRAIRE-ÉDITEUR
Place de l'École-de-Médecine

MONTPELLIER
C. COULET, LIBRAIRE-ÉDITEUR
LIBRAIRE DE LA FACULTÉ DE MÉDECINE
ET DE L'ACADÉMIE DES SCIENCES ET LETTRES
Grand'Rue, 5

1874

AVANT-PROPOS

La fistule vésico-vaginale occupe une place importante dans le cadre nosologique des maladies de la femme, et l'on a dit, avec juste raison, que c'est une des plus tristes maladies dont l'espèce humaine pût être affectée.

Cet écoulement continuel, dans la plupart des cas, de l'urine, son contact avec la muqueuse du vagin et de la vulve, avec la peau de la face interne des cuisses et du pli interfessier, déterminent à la longue, chez la plupart des femmes, des érythèmes, des éruptions diverses, des excoriations et des douleurs cuisantes et insupportables.

Quelques femmes peuvent, à force de soins de propreté, s'affranchir des tristes conséquences de cette affection; mais le nombre en est très-restreint, et ce n'est que dans la classe riche ou aisée qu'on peut les rencontrer.

Les urinaux, les réservoirs de diverse sorte, les éponges, les linges dont se garnissent les malades, les gênent considérablement et les empêchent de se livrer aux soins habituels du ménage, et de vaquer aux divers travaux nécessaires à l'existence.

Ajoutons à cela les souffrances morales de tous les instants, qui viennent augmenter les tortures physiques.

« Cette infirmité, dit M. Courty, empêche les femmes non-seulement de participer aux occupations et aux distractions, qui sont les conditions de toute vie sociale, mais encore en fait, par la mauvaise odeur qu'elles répandent, un objet de dégoût pour tous ceux qui les entourent, pour leurs familles, pour leurs maris, rompt enfin toutes leurs relations avec le monde et jette dans le désespoir des jeunes femmes devant lesquelles semblaient s'ouvrir tous les enchantements de la vie. J'en ai vu que ce désespoir portait au suicide[1].»

Ces lignes, qui sont l'expression la plus fidèle de la vérité, font pressentir combien sont désireuses de se guérir les femmes atteintes de pareilles infirmités. Elles se présentent d'elles-mêmes au chirurgien, réclamant comme une grâce une opération qui doit les débarrasser si rapidement d'une affection qu'elles portent, la plupart, depuis un temps déjà considérable.

Il n'entre pas dans notre intention de faire ici l'histoire complète des fistules vésico-vaginales, de leurs symptômes, de leurs causes, du diagnostic, etc. Le traitement, partie sans contredit la plus intéressante, nous occupera seul. Recherchant ici un but pratique plutôt qu'historique, nous suivrons dans les divers temps de l'opération les modifications les plus importantes qui y ont été introduites.

A même de suivre, soit à l'hôpital, soit en ville, les opérations pratiquées par notre cher Maître M. Courty, nous voulons nous efforcer de traduire aussi fidèlement que possible les impressions que nous ont inspirées sa manière d'agir en pareil cas et les diverses modifications qu'il

---

[1] *Traité pratique des maladies de l'utérus et de ses annexes*, pag. 104. 1866.

a cru devoir introduire dans les différents temps si délicats de cette opération.

Décrire une opération «type», mettre sous les yeux du chirurgien une sorte de guide pratique, empruntant à toutes les méthodes ce qu'elles ont de bon, se guidant d'après les circonstances, à l'exclusion de tout parti pris d'avance, délaissant ce qui est inutile ou dangereux : tel est le but que nous nous proposons; heureux si nous avons pu l'atteindre!

Notre travail est divisé en trois parties principales.

Nous examinons la conduite à suivre par le chirurgien: Avant, pendant et après l'opération.

1° *Avant l'opération.*

Nous comprenons dans ce chapitre :

a. L'époque qu'il faut choisir pour opérer,
b. La préparation éloignée à l'opération,
c. La position à donner à la malade,
d. L'exposition convenable des parties à examiner, et les moyens propres à y parvenir.

2° *Pendant l'opération.*

Nous étudions dans ce chapitre l'opération proprement dite, divisée en ses trois temps principaux :

a. Avivement,
b. Passage des fils à suture,
c. Affrontement et fixation des sutures,

3° *Après l'opération.*

Dans cette dernière partie, nous comprenons le traitement, savoir :

a. La position de la malade,
b. Le cathétérisme,
c. L'usage des opiacés,
d. L'emploi ou le rejet des pansements,
e. Le régime,
f. L'ablation des fils,
g. Les soins hygiéniques,
h. La vérification certaine et absolue de la guérison.

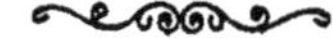

ÉTUDE SUR L'OPÉRATION

DE

LA FISTULE VÉSICO-VAGINALE

ET

LES MEILLEURES CONDITIONS POUR EN ASSURER LE SUCCÈS

> « Le caractère et la valeur de la méthode américaine, ce qui assure son triomphe et fait désormais la règle, et non l'exception, de la guérison des fistules vésico-vaginales, ce n'est pas la suture métallique, mais c'est qu'au lieu des bords on avive et on affronte les surfaces. »
>
> A. COURTY ; *Traité pratique des maladies de l'utérus et de ses annexes.* (2ᵉ édition. Paris, 1872.)

Iʳᵉ PARTIE

—

CHAPITRE PREMIER

1º Avant l'opération.

ÉPOQUE QU'IL FAUT CHOISIR POUR OPÉRER. — RÔLE DE LA GROSSESSE ET DE LA MENSTRUATION.

A quelle époque convient-il d'opérer la fistule vésico-vaginale, ou quel temps faut-il laisser s'écouler entre l'accouchement et l'opération ?

Les opinions des chirurgiens sont partagées sur ce

sujet. Les uns, comme Follin[1], Bozeman[2], Baker-Brown[3], Schupper[4], Kiwisch[5], établissent qu'il faut opérer le plus tôt possible, avant même que la cicatrisation soit complète, parce qu'ils redoutent l'accroissement de l'étendue de la substance cicatricielle, qu'ils considèrent comme moins propre à l'adhésion qu'un tissu plus riche en vaisseaux; et ils ne voient pas de raison de faire attendre plus longtemps à la femme les chances tant réclamées par elle de l'opération. Les seconds, et parmi eux M. Verneuil[6], Trélat[7], Sims[8], West[9], pensent qu'il faut attendre plusieurs mois avant d'entreprendre une opération sanglante.

En effet, disent-ils, une opération entreprise trop tôt après l'accouchement, alors qu'il se fait, dans tous les organes de la génération, un travail si complexe de retour à l'état de repos, expose à un retentissement nuisible vers l'utérus ou ses annexes, et peut produire une vaginite traumatique, rendue facile par la vascularité et l'irritabilité encore grandes de l'organe.

Ces tissus sont gorgés de sang, mous, et n'offrent pas une force de résistance suffisante aux tractions exercées

---

[1] Examen de quelques nouveaux procédés opératoires pour la guérison des fistules vésico-vaginales. — *Archives générales de médecine*, tom. XV, 5e série, pag. 584. Paris, 1860.

[2] Bozeman ; *Remarks on vesico-vaginal fistula* 1856.

[3] *On vesico-vaginal fistula*. 1857.

[4] *New-Orleans med. News and hospital Gazette* (avril 1856, pag. 72).

[5] *Die Krankheiten der Vöchnereinen*. Reyne. 1841.

[6] *Archives générales de la médecine*, tom. XIX, pag. 302. 1862.

[7] *Société de chirurgie*. Séance du 9 décembre 1867.

[8] *Charleston med. journ. and Review*, pag. 466. 1857.

[9] *Lehrbuch der Frauenkrankheiten*, pag. 708. Gœttingue. 1560.

sur eux, soit pendant l'opération, soit par la présence des fils.

Les deux opinions précédentes peuvent se défendre à l'aide de bons arguments : les uns redoutent une trop vive réaction de la part des organes, en opérant de bonne heure, tandis que les autres considèrent cette réaction comme nécessaire au travail même de la réunion.

Il faudra s'inspirer de l'état général de la malade pour décider la question, car c'est à lui, plutôt qu'à toute autre considération, qu'il faudra s'attacher. M. Courty[1] s'exprime ainsi à cet égard, et je ne crois pouvoir mieux faire que de me ranger à son opinion : « Quelle que soit l'époque à laquelle remonte la formation de la fistule, cette circonstance n'apporte aucune difficulté nouvelle au traitement, ni aucun obstacle au succès de l'opération. J'ai opéré des femmes qui portaient leur infirmité depuis deux mois, d'autres depuis vingt ans. » En tout cas, il faut toujours attendre la fin de la période puerpérale et le retour des règles.

Les malades lèvent elles-mêmes toute difficulté, par la conduite que dans la plupart des cas elles tiennent à cet égard. Ce n'est qu'après avoir épuisé tout l'arsenal des moyens médicaux, des palliatifs, etc., qu'elles se présentent ou sont envoyées pour être opérées. — Or il s'est toujours écoulé de trois à quatre mois avant qu'elles ne viennent réclamer l'opération.

Il est inutile de dire que l'état de grossesse plus ou moins avancé est une contre-indication à toute manœuvre chirurgicale dans ces organes. Une indication essentielle est la suivante.

[1] *Loc. cit.*, pag. 1042.

Il faut encore tenir compte de l'état de la menstruation chez la femme. Il ne faut jamais opérer pendant la période menstruelle, pour des raisons faciles à comprendre : d'abord l'état d'éréthisme, de congestion des organes, est une contre-indication absolue ; en second lieu, le sang lui-même est une gêne matérielle, et certes il ne faut pas se créer à plaisir des difficultés qui existent déjà, et en grand nombre, dans cette opération.

Chez toutes les malades, il faut opérer lorsque les règles sont passées *depuis cinq jours au moins, et dix à douze jours au plus ;* c'est la ligne de conduite formulée et suivie par M. Courty, et nous l'avons vu renvoyer chez elles les femmes qui ne remplissaient pas scrupuleusement ces conditions.

Il arrive parfois, il est vrai, que, sous l'influence du traumatisme produit par l'opération et la réaction qu'il provoque, les règles reviennent plus tôt qu'on ne les attendait, devançant même de plus de quinze jours l'époque normale de leur retour (nous avons vu une malade qui les a eues le troisième jour, pendant que les fils étaient encore en place). Cette condition doit être considérée, *à priori*, comme défavorable au succès, et nous ne sommes pas peu surpris de voir Jobert[1] et M. G. Simon[2] (de Rostock) regarder ce fait comme insignifiant.

En opérant ainsi à une époque trop rapprochée de la venue des règles, celles-ci devançant de beaucoup leur époque, on s'expose à de graves accidents. Dans un cas dont nous avons été témoin, nous avons vu, chez une

[1] Jobert ; *Chirurgie plastique*, tom. II, pag. 523.
[2] G. Simon ; *Ueber die Heilung*, etc., pag. 57. 1854.

opérée de quelques jours, survenir brusquement les règles, que l'on n'attendait pas encore, des accidents de péritonite se déclarer du côté de l'abdomen, et finir par entraîner la mort; à l'autopsie, on reconnut une apoplexie considérable de l'un des ovaires.

M. Courty ne s'en rapporte jamais aux femmes, qui ne se rendent pas toujours un compte exact de leur état sur ce point : il attend une période menstruelle, il en constate la fin, et si rien ne s'y oppose il les opère cinq jours après la cessation de l'écoulement, le plus près possible des règles qui viennent de finir. Nous insistons sur ce point, à cause de son extrême importance. La guérison peut néanmoins avoir lieu, mais c'est un fâcheux incident. Voilà pour le danger immédiat. Il y en a un de secondaire : le sang s'infiltre dans les lèvres de la plaie en voie de réunion; il se forme là de petits caillots qui agissent à la manière de corps étrangers, déterminant de la suppuration et tendant à désunir les surfaces coaptées.

CHAPITRE II

PRÉPARATION ÉLOIGNÉE A L'OPÉRATION.

Nous ne dirons qu'un mot de la conduite à tenir en présence de l'état sanitaire de la femme à opérer : nous poserons en thèse générale qu'il faudra s'abstenir d'opérer toutes les fois que l'on trouvera chez la malade une affection diathésique grave (cancer, tuberculose, scrofule, etc.); il est inutile de se préparer un insuccès dont on est sûr d'avance. Une malade s'est présentée à l'observation du professeur Courty, le 5 juin 1872. Cette femme, âgée de 21 ans, était atteinte d'une fistule vésico-vaginale existant depuis un an et demi ; en outre, on constata la présence d'un énorme ganglion ulcéré au niveau du pli de l'aine du côté gauche, et une carie en voie de guérison de deux métatarsiens. Elle a été soumise à un traitement tonique, mais on s'est abstenu de toute opération pour guérir sa fistule : on ne songera à opérer la malade que lorsque l'on aura modifié sa constitution[1].

L'anémie, la chlorose, la leucorrhée, qui en est souvent la conséquence, seront traitées par les moyens ordinaires. (Médication tonique générale et locale.)

On pourra associer à ces moyens l'usage de l'hydrothérapie, qui, dirigée avec circonspection et intelligence, donne d'excellents résultats.

Il est un accident duquel il faut tenir compte : je veux parler de la toux. Les secousses qu'elle occasionne retentissent d'une manière fâcheuse sur les parties opérées, et peuvent déterminer la rupture ou la déchirure des surfaces affrontées.

On entretiendra la liberté du ventre par des purgatifs doux (huile de ricin, 30 à 40 gram.), par des lavements huileux, etc.; car il faut s'opposer à la constipation et surtout à ses conséquences.

Voilà pour les affections générales; passons aux altérations locales, que l'on peut aussi appeler des complications. « Ces complications entraînent l'incurabilité, empêchent d'entreprendre le traitement, ou créent les plus grandes difficultés à l'opération. Ce sont : le prolapsus de la vessie

---

[1] Cette malade a été opérée avec un plein succès le 14 avril 1874.

par suite des dimensions énormes de la fistule et de la destruction totale de la cloison vésico-vaginale ; les indura-
tions, adhérences, brides cicatricielles bordant les lèvres
de la fistule, les tiraillant dans un sens ou dans un autre, les rattachant au col utérin plus ou moins dévié, à
la branche pubienne, à la branche ischio-pubienne, aux
parties latérales du bassin (cette complication est une des
conditions les plus fâcheuses et les plus défavorables au
succès de l'opération, en supposant même que celle-ci
puisse être entreprise ; elle est quelquefois la conséquence
de tentatives opératoires antérieures mal exécutées, mal
dirigées au moment de la cicatrisation, ou dont les suites
ont été malheureuses) ; l'engorgement chronique, le prolapsus, les déviations du col utérin, l'amincissement ou
la destruction de sa lèvre antérieure par la fistule, l'ouverture de la fistule dans sa cavité ; enfin le défaut complet de mobilité du col ou du vagin, la tension de la
paroi vésico-vaginale, l'impossibilité de trouver, dans le
glissement de cette paroi ou des tissus voisins, les
moyens d'affronter les bords de la fistule.

L'étendue considérable de ces bords, et partant de la
fistule, est trop souvent regardée par certains praticiens
comme une contre-indication à l'opération. Nous citerons
encore l'opinion de notre Maître à ce sujet. « Le plus ou
moins d'étendue des fistules n'est pas un obstacle à la
guérison : il faut que les lèvres puissent en être facilement rapprochées, que la paroi du vagin soit large et
mobile, que l'utérus soit mobile également et puisse être
facilement attiré en bas. » Quant à la situation, plus la
fistule est rapprochée de la vulve, plus l'opération est
facile ; mais ce n'est pas le cas le plus ordinaire : sou-

vent elle se trouve en arrière et porte sur la lèvre antérieure du col, qu'elle a détruite en partie ou totalement.
Enfin il peut se présenter le cas de la destruction complète du bas-fond de la vessie. Au point de vue de la
guérison par la suture directe, elle est impossible, et
cela se comprend ; mais on peut cependant remédier à
ce triste état en oblitérant le vagin et ménageant le canal
de l'urèthre s'il existe, ou en en créant un de toutes
pièces s'il est oblitéré.

Les rétrécissements de l'urèthre devront être dilatés
par des bougies de différents volumes. Si le canal est
complétement oblitéré, il faudra l'ouvrir à l'aide d'un
trocart à hydrocèle, et le maintenir dilaté. Les rétrécissements du vagin seront traités aussi par la dilatation pro-
gressive, qui permettra d'arriver au diamètre primitif
(éponges préparées, tiges de *laminaria digitata,* dont on
surveillera l'action avec beaucoup d'attention, spéculums
de divers calibres, etc.). Il ne faut pas oublier combien
sont rebelles à traiter ces rétrécissements. M. Courty dit
avoir opéré, après dilatation graduelle, une femme qui
portait un rétrécissement du vagin, chez laquelle, après
la guérison de la fistule et malgré tous les moyens ap-
propriés, il vit se reproduire le rétrécissement à un point
qui ne permettait plus l'entrée de l'index !

Si l'on a affaire à des brides cicatricielles qui oblitèrent
le vagin, il faut les inciser, les détruire et introduire,
comme pour les cas qui précèdent, des corps dilatants ;
ceci est applicable aux brides de petites dimensions.
Mais il en est de plus fortes, de plus résistantes qu'il ne
faut détruire qu'au moment de l'opération : d'abord on
évite la rétraction cicatricielle, dans laquelle, malgré

tous les efforts du chirurgien, la nature est bien souvent la plus forte ; en second lieu, on n'a pas à faire de longs pansements, qui fatiguent la malade, pour arriver à un mince résultat ; et enfin, en incisant ces brides au moment même de l'opération, on peut en faire entrer les surfaces environnantes, saignantes, dans l'avivement lui-même.

La métrite (paramétrite et périmétrite), la cystite, la vaginite, en un mot toutes les affections inflammatoires ou chroniques des organes génito-urinaires, seront traitées et guéries avant toute opération (antiphlogistiques, injections, etc.).

Nous avons parlé plus haut de l'érythème, des éruptions vésiculeuses et eczémateuses déterminées par le contact continuel de l'urine avec le vagin, les grandes lèvres et la partie interne des cuisses : c'est là un accident auquel il faut remédier de toute nécessité. On prescrit l'emploi de grands bains, de bains de siége, répétés deux à quatre fois par jour, et l'on saupoudre les parties malades d'amidon porphyrisé. Dans le cas de leucorrhée, de vaginite, pendant le bain la femme entretient continuellement avec l'hydroclyse un courant d'eau dans le vagin, à l'aide de la canule à matrice droite.

A ces prescriptions il faut ajouter l'emploi, soit d'injections fréquentes, avec de l'eau phéniquée, ou du coaltar saponiné, de l'alun, de l'eau blanche, de l'eau avec du tannin, etc., soit des fomentations continues avec le baume du Samaritain (vin et huile, parties égales, battus avec un jaune d'œuf).

Ce vin et cette huile battus avec l'œuf forment un

enduit, un corps gras qui revêt les surfaces et les préserve du contact direct de l'urine, qui coule sur elles sans les mouiller.

On calme ainsi l'irritation, et l'on met les parties dans l'état le plus favorable pour être opérées.

CHAPITRE III

DE LA POSITION DE LA MALADE.

Quatre positions principales ont été adoptées par les chirurgiens pour opérer la fistule vésico-vaginale :

1° La position *sur le côté,* ou *en demi-pronation,* ou *en décubitus latéral gauche ou droit.*

Cette position est celle que prennent les Anglaises et les Américaines pour accoucher, se prêter au toucher et subir les diverses opérations qui se pratiquent dans les organes génito-urinaires. Elle a été adoptée par MM. Sims, Schuppert, Simpson et un grand nombre de chirurgiens. Nous insisterons plus loin sur ses avantages et ses inconvénients.

2° La position *sur le dos,* ou *en supination,* ou *en décubitus dorsal,* préférée par Jobert, et avec lui par beaucoup d'autres chirurgiens, entre autres par Hayward (de Boston), Dieffenbach, Nægele, Baker-Brown, etc.

3° La position *pelvi-dorsale* (qu'il serait plus juste de désigner sous le nom de *dorso-pelvienne*), *sacro-dorsale,* ou *en supination avec forte élévation du bassin,* est une modification heureuse et une exagération de la position précédente : elle est recommandée par G. Simon (de

Rostock) et mise en usage par MM. Courty, Hergott, Baker-Brown et quelques chirurgiens allemands.

4° La position *sur les coudes et les genoux*, ou *en pronation*, ou *en décubitus antérieur*, aurait été, au dire de M. Deroubaix, employée d'abord par Levret, puis par Schreger, Roux, Velpeau, Gosset, Wützer, Bozeman, Esmarch, Follin et un grand nombre de chirurgiens français. C'est Bozeman seul qui en a introduit l'usage en France, en y important la méthode américaine. Nous croyons que « le grand nombre de chirurgiens français » venus avant lui et cités par M. Deroubaix se sont bien gardés d'adopter cette position fatigante et incommode, à l'exclusion de toutes les autres, et s'en sont servis comme moyen de diagnostic et d'exploration, rarement comme procédé opératoire. Bozeman, le premier, a opéré dans cette position.

De ces quatre positions, quelle est celle qui doit mériter la préférence du chirurgien ? Elles ont toutes leurs avantages et leurs inconvénients.

La première position, *en décubitus latéral gauche ou droit*, position que les Anglaises prennent pour l'accouchement, le toucher, etc., empêche la pression des viscères abdominaux sur la vessie et le vagin, et déplisse celui-ci. Elle est commode pour la femme, moins, il est vrai, que la position dorsale; elle lui permet de se tenir toute seule, sans nécessiter la présence d'aides. Le chloroforme peut être employé. L'opérateur peut appuyer ses coudes sur le lit, et l'on sait combien aide et donne de facilité aux mouvements un point d'appui solide et égal; l'opération de la cataracte par le procédé de de Graëfe en est un exemple frappant.

La malade cependant se fatigue assez vite, à cause de la nécessité de rester sur le même côté, la tête inclinée et en rotation exagérée; la respiration ne se fait pas non plus très-librement. Le vagin et l'utérus n'offrent plus au chirurgien leurs rapports ordinaires, et l'action de la pesanteur joue encore ici son rôle; on ne peut pas toujours éclairer convenablement le champ de l'opération, qui est lui-même très-restreint.

La seconde position, *sur le dos*, comme pour la taille périnéale, est déjà plus commode que la précédente. Pour l'opérée, elle est plus naturelle, peu fatigante et permet l'emploi de l'anesthésie; mais elle est pénible pour l'opérateur, car, la paroi antérieure du vagin étant située en haut, le chirurgien est obligé de se placer sur un plan inférieur et doit opérer de bas en haut. Les bras sont vite fatigués, ce qui nécessite de fréquents repos.

La troisième position, ou *dorso-pelvienne*, est celle que nous avons toujours vu employer par M. Courty, à l'exclusion de toutes les autres, pour pratiquer l'opération. Dans la position dorso-pelvienne, on trouve tous les avantages de la position sur le dos, repos de la malade et anesthésie. La malade est couchée sur le dos, mais disposée de manière à ce que le pelvis soit élevé considérablement par rapport au tronc, et la vulve rendue la partie la plus saillante du corps. Cette situation permet à la paroi vaginale antérieure de se présenter presque verticalement à la vue et au toucher de l'opérateur, et, quand la paroi vaginale postérieure a été déprimée par les moyens dont nous parlerons dans la suite, la paroi antérieure se découvre parfaitement : le chirurgien manœuvre alors en face de lui, sans fatigue exagérée et sans être obligé d'élever ou d'abaisser les instruments, comme dans les deux positions précédentes et celle qui va suivre.

Voici le procédé le plus sûr pour arriver à placer la malade dans la véritable position dorso-pelvienne : elle est allongée sur le lit d'opération, placée sur un matelas dur et recouvert d'une toile cirée. Les aides, la tenant par les jambes, la tirent alors vers le bas du lit jusqu'à ce que le bassin arrive au rebord de ce lit, ou mieux que l'articulation sacro-lombaire soit au niveau de ce bord.

A ce moment, ils font fléchir les jambes sur les cuisses, et relèvent ces dernières; le bassin suit le mouvement. Les cuisses sont alors fortement fléchies et rabattues vers les côtés de l'abdomen, un peu en dehors; les jambes sont maintenues fléchies dans cette position par deux aides. Il faut recommander à la malade de *se laisser aller*, et de ne pas raidir ses articulations; rien n'est pénible en effet, pour elle, pour l'opérateur et pour les aides, comme cette contraction continuelle, qui transforme les membres en des sortes de leviers rigides.

Il est de toute nécessité d'opérer au grand jour, devant une fenêtre, et, dans le cas de fistule profondément située, un rayon de soleil sera dirigé naturellement ou artificiellement sur le siége du mal.

Nous ne parlerons pas ici de la place du chirurgien et de ses aides pendant l'opération, réservant cette description au chapitre : *Spéculum et son emploi.*

Dans la quatrième position, *sur les coudes et les genoux*, on découvre plus facilement la fistule, parce que la paroi vaginale antérieure se déplisse et se tend lorsque l'on introduit le spéculum.

Le chirurgien opère debout et de haut en bas. S'il y a

un prolapsus de la vessie par la fistule, son propre poids
le réduit; l'écoulement du sang, se faisant dans la vessie,
ne gêne pas l'opérateur; mais nous verrons que ce faible
avantage est largement contre-balancé par un inconvénient
sérieux. Il faut un nombre d'aides moins considérable :
voilà les avantages; voyons les inconvénients. Et d'abord,
quelle fatigue pour la malade quand l'opération dure des
deux et trois heures, et parfois plus encore ! On ne peut
donner le chloroforme, et, quoique cette opération soit
peu douloureuse, on a parfois tout bénéfice, pour les femmes pusillanimes ou nerveuses, à en préconiser l'emploi.

La fistule est éloignée de la vulve et précipitée dans une
sorte de bas-fond dans lequel le chirurgien doit aller pratiquer l'avivement, lequel est difficile à faire, parce que
l'utérus tend, par son propre poids et celui des viscères, à
s'enfoncer dans la cavité abdominale, et l'on manœuvre
sur une sorte de plancher mouvant, au fond d'un infun-
dibulum.

Le sang coule dans la vessie, avons-nous dit plus haut;
mais c'est là un inconvénient sérieux, car l'extraction des
caillots est gênante, douloureuse et parfois difficile, et
c'est un temps de plus ajouté à une opération déjà longue.

La position elle-même est des plus fatigantes. Si l'on
soutient la malade par des coussins placés sous la poitrine
et l'abdomen, il en résulte de la gêne pour respirer libre-
ment. Si l'on ne met pas d'appui, la malade, fuyant de
plus en plus l'instrument de l'opérateur, se trouve bientôt dans une situation, couchée sur le ventre, qui oblige
à chaque instant le chirurgien à interrompre son opération pour que la malade soit ramenée à sa position première; aussi M. Bozeman a-t-il fait construire un appa-

reil spécial pour soutenir les malades et les empêcher d'être ainsi continuellement poussées en avant.

Mais il ne faut pas être exclusif, et rejeter une position qui rendra des services lorsque l'on voudra examiner la situation exacte d'une fistule, alors que dans l'une des autres positions on n'aurait pu apprécier ses rapports; quand la fistule sera étendue et placée sur les côtés, ou bien lorsque la muqueuse vésicale, faisant une hernie trop considérable à travers l'ouverture de la fistule, gênerait l'opérateur.

En résumé, nous adoptons comme la meilleure la position *dorso-pelvienne*; mais, tout en la regardant comme la position *règle*, on peut néanmoins employer telle autre des trois positions dans le courant d'une opération, selon qu'il est nécessaire de faire varier l'aspect de la fistule ou de ses rapports.

Comme tout ce qui se voit frappe beaucoup plus l'intelligence que ce qui se lit, nous avons pu apprécier plus sûrement les avantages réels de cette dernière position dans l'opération qui nous occupe. Nous avons vu opérer deux fois dans la position sur les coudes et les genoux, et les résultats n'ont pas été heureux.

Emploi des anesthésiques. — Nous ne dirons qu'un mot sur ce sujet. L'opération de la fistule est plus longue que douloureuse. La plupart des femmes sont opérées sans bénéficier du sommeil chloroformique; mais il en est chez lesquelles, à cause d'un état nerveux exagéré ou d'une appréhension trop grande, il est impossible d'opérer sans le chloroforme. M. Courty a eu, dans ses salles, une malade atteinte de cette infirmité, à laquelle l'introduction du doigt dans le vagin faisait pousser des cris stridents et produisait un état spasmodique des plus accusés; il a fallu recourir à l'anesthésie pour arriver à l'examiner. Le chloroforme jouit de la propriété de faire cesser toute contraction du constricteur du vagin, du sphincter de l'anus, etc., et rend plus facile l'introduction et l'usage du spéculum.

On s'est trouvé fort bien, depuis quelque temps, de l'association de la morphine en injection hypodermique, un quart d'heure avant l'opération, suivie de l'inhalation du chloroforme. Chez plusieurs malades, les résultats obtenus ont été fort remarquables, notamment chez un individu affecté d'un large décollement à la marge de l'anus : après l'injection préalable et pendant le sommeil anesthésique, il parlait, répondait très-nettement à toutes les questions, et ne sentait *en aucune façon* l'action de l'écraseur linéaire et du bistouri agissant sur les parties malades.

D'autres cas aussi concluants sont venus depuis corroborer celui-ci. Ainsi donc, on peut associer l'injection hypodermique à l'inhalation; le dernier moyen demande dans son emploi une grande circonspection et surtout une habitude consommée. Nous avons vu, à diverses reprises, un de nos maîtres, M. le professeur-agrégé Gayraud, maintenir pendant plus de deux heures des malades que l'on opérait de fistules ou de toute autre affection, sans qu'elles se soient un seul instant réveillées, et la quantité de chloroforme, dans plusieurs cas, a été très-minime, environ 60 grammes pour deux heures. Il faut, lorsque la malade est endormie, éloigner la compresse, puis la rapprocher si elle fait mine de se réveiller, lui faire aspirer quelques bouffées, l'éloigner de nouveau, et la maintenir ainsi sous l'influence continuelle de cet agent hyposthénisant.

Un aide s'assure de l'état du pouls, et avertit le chirurgien s'il voit survenir des phénomènes alarmants.

CHAPITRE IV

EXPOSITION CONVENABLE DES PARTIES A EXAMINER. —
SPÉCULUM. — SON EMPLOI.

La première condition pour exécuter une opération délicate d'une manière méthodique, c'est de voir ce que l'on fait.

Dans la position dorso-pelvienne, lorsque la malade est placée de la façon mentionnée plus haut, on a déjà beaucoup gagné, et lorsque la fistule n'est pas située trop profondément ou sur les côtés du col, on l'aperçoit assez pour se rendre un compte exact de sa position et de son étendue.

Les chirurgiens qui se sont occupés de la fistule vésico-vaginale ont tous plus ou moins essayé d'arriver en ce sens à résoudre la question.

Jobert attirait le col à l'aide de pinces de Museux, puis il faisait une section circulaire du cul-de-sac antérieur utéro-vésical; de cette façon, il relâchait la lèvre postérieure de la fistule. Puis il employait divers crochets plats, destinés à écarter les parois vaginales sur lesquelles ils étaient appliqués.

Nous n'hésitons pas à condamner ces moyens comme dangereux et inutiles : d'abord le débridement, et en dernier lieu ces crochets dilatateurs, pour l'embarras que causent les trois ou quatre mains auxquelles ils sont confiés. M. Courty emploie dans certains cas , pour abaisser le col utérin, un moyen plus simple ; encore ne l'emploie-t-il qu'avec circonspection et lorsque l'utérus est mobile : un fil ciré, fort et résistant, est passé dans l'une ou les deux lèvres du col ; les deux chefs réunis sont confiés à un aide, qui exerce sur lui des tractions modérées, relâchant ou tirant selon les besoins du moment.

Il est quelquefois nécessaire d'élever la cloison vésicovaginale, surtout pour l'avivement de la lèvre postérieure. Nous avons vu M. Courty procéder de la façon suivante : deux forts fils cirés, doubles, sont introduits dans la vessie par le méat urinaire, à l'aide de la sonde de Belloc, jusqu'à ce que leurs chefs libres, passant par la fistule, viennent tomber dans la vessie; on retire alors la sonde avec les fils qui sont passés à son extrémité, on réunit les chefs vaginaux aux chefs uréthraux, et, attirant en haut les anses ainsi formées, on découvre plus aisément la cloison, les tractions des fils s'exerçant sur chaque côté de celle-ci.

Dans le cas, au contraire, où l'on voudrait abaisser la cloison, un moyen analogue à celui-ci a été employé; il est dû à M. Bourguet[1] (d'Aix).

« Une sonde de Belloc est portée dans l'urèthre jusqu'à la fistule, dans laquelle elle s'engage, de manière à venir ressortir par l'orifice vaginal ; un lacs, sous forme de ruban, long de 40 centimètres, large de 1, solide et résistant, est fixé à l'œil de la sonde. La sonde est alors

---

[1] *Bulletin général de thérapeutique*, tom. LXII, pag. 74. 1862.

ramenée dans l'urèthre et entraîne après elle le ruban de fil, qui se trouve ainsi du même coup placé comme à cheval entre l'urèthre et le vagin. La portion du lacs qui sort par le méat est attachée à une sonde en gomme élastique de 7^{mm} de diamètre ; celle-ci est ensuite portée dans la vessie et enfoncée à quelques centimètres au-delà de la fistule, jusqu'à ce que le lacs soit arrivé en face de cette dernière. On réunit le chef uréthral au chef vaginal par un nœud double ; une simple traction, opérée sur l'anse qui pend dans le vagin, permet d'abaisser à volonté la cloison vésico-vaginale, et met parfaitement à découvert les bords et l'orifice de la fistule.

Ce procédé est ingénieux ; il pourra rendre des services pour l'avivement de la lèvre antérieure, par suite du relief produit sur elle par la sonde. Nous ne l'avons jamais vu mettre en usage.

Lorsque la fistule est située profondément et que la partie supérieure du vagin située au-devant d'elle a de la tendance au prolapsus, on peut en relever la muqueuse avec une petite spatule légèrement concave, une curette de Récamier, un cathéter ; ou bien avec une des valves de Jobert, des dépresseurs de Gerdy, ou, comme le pratique M. Courty, avec la gouttière du spéculum de Sims.

Dans le cas de hernie de la muqueuse vésicale à travers la fistule, on la relève à l'aide d'un long cathéter introduit dans le canal de l'urèthre.

CHAPITRE V

SPÉCULUM. — SON EMPLOI.

En thèse générale, les spéculums réduits à une valve sont indispensables, et les seuls qui rendent de véritables services pour l'exploration du vagin, dans le cas qui nous occupe.

Gerdy, Jobert, se servaient d'écarteurs ou de valves dilatatrices et contentives très-ingénieuses et de formes différentes. Elles étaient au nombre de quatre : deux étaient appliquées à chaque paroi supérieure et inférieure du vagin, deux autres aux parois latérales.

M. Hergott[1] (de Strasbourg), dans un opuscule publié en 1863, donne la description d'une modification apportée par lui au spéculum plein. « Je fendis, dit-il, avec une scie, le bout supérieur du spéculum dans toute sa longueur, au point opposé au manche de cet instrument; je dépliai ce canal pour en faire une gouttière large, puis avec un couteau j'arrondis les bords et les angles. »

M. le professeur Courty se sert depuis longtemps, pour l'opération de la fistule, les cautérisations au fer rouge, les opérations à pratiquer dans les parties profondes du vagin, de valves en métal qu'il taille dans une feuille de zinc, ou de valves en bois qu'il fait fabriquer.

C'est aux Américains, qui ont contribué d'une façon

---

[1] *Examen des perfectionnements récents dont a été l'objet l'opération de la fistule vésico-vaginale.* Strasbourg, 1863, pag. 19.

si brillante au progrès de la chirurgie utérine dans ce sens, que revient l'honneur d'avoir imaginé un instrument qui a facilité de beaucoup le manuel opératoire : je veux parler du spéculum en *gouttière* de M. Marion Sims. Cet habile praticien a été conduit à l'invention de son instrument par le fait suivant : Il se servit un jour, pour examiner un vagin, d'une cuiller dont il recourba le manche, et se trouva très-bien de cet instrument si simple. Par induction et après divers tâtonnements, il est arrivé à la perfection dans le genre. Simon (de Rostock), dont le témoignage ne peut être accusé de partialité, s'exprime ainsi qu'il suit à ce sujet : « Le plus grand mérite que M. Sims s'est acquis dans les perfectionnements apportés par lui à l'opération de la fistule vésico-vaginale ne consiste pas dans l'emploi du fil d'argent, mais bien dans l'invention de son spéculum ».

Cet instrument est constitué par une gouttière métallique terminée en cul-de-sac et très-légèrement courbée dans sa longueur, de manière à pouvoir s'adapter à la courbure du sacrum, contre lequel on doit l'appuyer. Cette gouttière se continue, en se rétrécissant, avec la tige qui lui sert de manche ; celui-ci est recourbé et arqué en arrière, de manière à former avec la portion horizontale de la gouttière un angle de 30 degrés. Par l'autre extrémité, la tige se continue avec une autre gouttière métallique, disposée comme la première, mais d'un calibre différent, ce qui a permis de réunir deux instruments en un seul. La face concave de cette gouttière est polie, brillante, argentée, de sorte que la lumière, fortement réfractée, éclaire vivement l'intérieur du vagin.

On ne saurait trop préconiser l'emploi de cet ingénieux

spéculum ; il met parfaitement à nu la paroi vaginale antérieure, en déprimant énergiquement la paroi postérieure. Il exerce en outre, en raison de la largeur assez considérable de la gouttière, une tension suffisante sur les parties latérales pour n'exiger l'emploi d'aucun crochet ou dilatateur dans ce sens, à part de rares exceptions (trop grande laxité des parois vaginales, hypertrophie des grandes ou des petites lèvres, etc.).

M. Courty a fait fabriquer des spéculums indépendants, au lieu d'être, comme celui de Sims, associés deux à deux; il a quatre à cinq gouttières de largeurs variables, pouvant s'adapter à des manches d'ébène, On comprendra aisément l'utilité de cette séparation : on peut à la fois déprimer, avec l'un de ces instruments, la paroi inférieure, et avec un autre relever la paroi supérieure.

Un des élèves de M. Sims, M. Bozeman, auquel il avait communiqué son procédé, a modifié le spéculum de son maître, en s'en attribuant l'invention : il a exagéré cet instrument dans tous les sens, courbure et largeur, de manière à en faire un spéculum à gouttières très-volumineuses et à manche fortement incurvé. M. Sims a protesté publiquement contre cette modification maladroite, dans une leçon orale faite à Paris, le 22 novembre 1861, devant le professeur Velpeau. « Je proscris, dit-il, entre autres choses, le spéculum ainsi modifié par erreur.»

M. Courty condamne aussi le changement apporté à la forme et aux dimensions de ce spéculum. « L'instrument, perfectionné, si l'on veut, en ce qu'il devient applicable à d'autres cas, semble être moins bien adapté à l'opération de la fistule vésico-vaginale. Le changement de courbure apporté au spéculum n'est pas heureux».

Un chirurgien américain aurait, par l'usage de cet instrument, « occasionné une déchirure et une perforation de la partie postérieure du vagin ». — Ce dernier fait est la condamnation de l'instrument de Bozeman.

Application du spéculum. — Place du chirurgien et des aides.

La malade est placée, ainsi que je l'ai dit plus haut, dans la position dorso-pelvienne, en face d'une fenêtre, au grand jour. Le chirurgien s'assied en face d'elle, les yeux à la hauteur de la vulve. L'instrument est trempé dans l'eau tiède, ou enduit à sa face convexe d'un corps gras (cérat, huile, baume tranquille, etc.). Il est tenu horizontalement et présenté à la vulve, de manière à ce que la face concave soit dirigée en haut. On le pousse avec douceur, en lui imprimant de légers mouvements de latéralité. Lorsque l'introduction est terminée, on relève un peu le manche, de manière à déprimer le bas-fond du vagin. Le spéculum est alors confié à un aide, qui doit le tenir solidement (de la main droite), tout en n'exerçant pas de traction sur lui. L'aide est à la gauche et en avant du chirurgien, assis sur un tabouret de hauteur moitié moindre de celui de l'opérateur. Cette position, que nous connaissons par expérience, est des plus fatigantes et exige de la part de l'aide une attention soutenue, dans le second temps de l'opération surtout; si le spéculum vient à glisser et à sortir brusquement, l'aiguille peut aller piquer un des culs-de-sac de la paroi recto-vaginale. Il faut qu'il suive tous les mouvements du chirurgien qui opère, déprime le bas-fond, les côtés, etc., selon la marche du couteau et les indications de celui qui opère.

On pourrait encore employer, pour relever la muqueuse d'un vagin très-ample, formant des plis et des prolapsus qui rétrécissent le champ d'opération, un spéculum imaginé par M. Denonvillers. Ce n'est autre chose qu'une des gouttières de Sims, de chaque côté de laquelle sont adaptées deux tiges mobiles autour d'un axe situé à la partie moyenne et latérale du manche. Ces deux tiges suivent les bords de la gouttière et se recourbent l'une vers l'autre. On peut, après avoir introduit le spéculum et faisant subir un mouvement de latéralité aux tiges, écarter les parois du vagin; un écrou fixe chaque tige et la rend immobile. Nous n'avons jamais eu à nous louer de son emploi: il est lourd et plus embarrassant qu'utile.

M. Simpson et la plupart des opérateurs de la fistule ont émis un vœu que nous avons toujours cru fort difficile à voir se réaliser et incapable de répondre à tous les desiderata exigés : c'est l'invention d'un spéculum pouvant *tenir tout seul*. M. Bozeman, paraît-il, en a imaginé un pour son opération sur les coudes et les genoux ; nous n'avons jamais pu nous le procurer, il n'en existe pas de modèle en France. Quelque ingénieux et quelque utile que puisse être un pareil instrument, il ne saurait être applicable à tous les cas, parce qu'il faut le changer de place, l'incliner plus ou moins, le relever, appuyer sur lui, etc., et je crois qu'il est alors préférable d'employer le spéculum ordinaire : on peut au moins donner à cet instrument la direction que l'on désire.

IIᵉ PARTIE

—

CHAPITRE VI

2° Pendant l'opération.

L'opération de la fistule vésico-vaginale se compose de trois temps principaux :

a. L'avivement;

b. Le passage des fils à suture;

c. L'affrontement et la fixation des sutures.

1ᵉʳ *Temps de l'opération.*

—

AVIVEMENT.

Ce premier temps de l'opération, duquel dépend en grande partie le résultat heureux ou l'insuccès dans l'opération, demande à être étudié avec soin dans ses moindres détails. Laissant de côté, tout d'abord, tel ou tel cas particulier, nous envisageons ici la question d'une manière générale. Que l'avivement porte sur une fistule superficielle, profonde, oblique, etc., ou sur une des lèvres du col de l'utérus, le principe est toujours le même : *aviver les surfaces, et non les bords;* et, pour le dire en passant, un des vices radicaux du procédé qu'employait Jobert, c'est cet avivement des bords, c'est-à-dire de parties si étroites et si déclives, qu'il est presque, sinon tout à fait, impos-

3

sible de les affronter exactement et d'empêcher l'urine de filtrer à travers les points de suture. Ce qui varie, c'est le plus ou moins de facilité à pratiquer l'avivement lorsque la fistule est superficielle ou qu'elle est profondément située.

Nous ne reviendrons pas sur les moyens propres à rendre la fistule accessible; nous avons traité ce sujet au chapitre IV, à propos de l'examen de la malade. Nous rappellerons seulement que pour faciliter l'avivement on peut déprimer ou rendre saillante l'une ou l'autre des lèvres de la fistule, en introduisant une sonde dans la vessie et la faisant sortir par la fistule, ce qui fait saillir la lèvre antérieure de la fistule; ou en la passant par l'urèthre et en l'appuyant sur le bas-fond de la vessie, ce qui met en saillie la lèvre postérieure de la fistule.

Les instruments dont on se sert sont les suivants :

Une longue pince droite, à dents de souris, pour saisir les lambeaux ;

Une pince de même dimension, mais recourbée à son extrémité supérieure ; un système de fermeture (patin ou griffe) permet de maintenir réunies les branches de ces instruments ;

Des ciseaux droits, courbes sur le plat, ou coudés, à branches très-longues, pour pouvoir manœuvrer à l'aise au fond du vagin;

Des crochets, des ténaculums ou érignes coudés, à angle droit ou courbes, très-aigus, supportés aussi par une tige assez longue, destinés à saisir la muqueuse, la soulever et en faciliter la dissection ;

Des bistouris, ou ténotomes, à lame droite, pointus ou mousses, pour l'avivement proprement dit. Dans les uns, la lame est droite, dans les autres, elle est inclinée à droite ou à gauche ; un seul côté est tranchant. Nous condamnons l'emploi des instruments dans lesquels les deux côtés sont tranchants. M. Sims a modifié d'une façon très-heureuse ces couteaux à lame inclinée : il se sert d'un petit scalpel en forme de lame de rasoir, pouvant, au moyen d'un mécanisme particulier, s'incliner latéralement des deux côtés sur la tige qui le supporte. La lame est supportée par une petite roue à engrenage, contre les dents de laquelle vient appuyer une tige mobile, logée dans l'intérieur du manche, et dont l'extrémité est munie d'un pas de vis. Veut-on incliner la lame, on desserre le pas de vis, la tige descend ; on incline le couteau, on resserre la petite vis, et la lame se trouve ainsi fixée selon l'inclinaison voulue. M. le professeur Courty emploie avec beaucoup d'avantage une pince érigne, à crochets divergents, pour écarter les bords de la fistule et en faciliter l'avivement ; dans le cas où ces mêmes bords sont enroulés et repliés vers la vessie, nous avons vu ces pinces être très-utilement employées. Il en a fait fabriquer divers modèles dans lesquels les deux branches sont indépendantes et manœuvrent séparément : dans l'un d'eux, elles sont articulées à l'aide d'une mortaise, ce qui permet, après l'introduction, alors que l'on a saisi une des lèvres de la fistule, de tirer sur elle et de fixer cette branche à sa voisine, à l'aide de l'écrou (pince à branches glissantes). Dans un autre, une des branches est fixe et à crochet ; l'autre, terminée par deux pointes aiguës en fer de flèche, glisse sur la première, à la manière de la pique de l'amygdalotome, va saisir l'une des lèvres et l'attire en bas, etc.

Toutes ces pinces portent un arc métallique fixé à l'une

de leurs branches, et l'on peut, à l'aide d'un écrou, les empêcher de se fermer, en augmenter ou en diminuer la divergence.

Nous ne parlerons pas des *ciseaux à griffe* de Mathieu pour saisir la portion de muqueuse des deux bords de la plaie que l'on veut exciser d'un seul coup, ainsi que d'un instrument remplissant les mêmes indications, désigné sous le nom de *fistula-clamp*, inventé par M. Hilliard. Les chirurgiens, et M. Baker-Brown en particulier, pour le compte duquel le fistula-clamp a été fabriqué, préfèrent aviver directement avec les couteaux droits ou courbes, et ne pas se servir d'instruments agissant ainsi, sans pouvoir être dirigés sûrement.

Après ce coup d'œil rapide sur l'arsenal chirurgical de l'avivement, recherchons comment cet avivement a été pratiqué, et surtout tâchons d'établir de quelle façon il doit l'être.

Pour réunir deux parties vivantes, il faut mettre à vif deux surfaces et les maintenir en contact pendant le temps nécessaire à la formation de la substance plastique capable de les faire adhérer ensemble.

« L'application très-exacte des règles de la réunion immédiate, et notamment l'emploi méthodique des sutures, ont seuls amené des succès assez nombreux pour que la chirurgie ait lieu de s'enorgueillir d'une nouvelle conquête[1]. » Ces paroles de notre Maître, qui s'appliquent à toutes les opérations dans lesquelles on réclame de ce mode particulier de réunion une guérison rapide, s'adres-

[1] Courty; *loc. cit.*, pag. 1042.

sent aussi, et plus particulièrement peut-être, à celle de la fistule vésico-vaginale, dans laquelle n'existe aucune des contre-indications à ce procédé, contre-indications si nombreuses dans les autres opérations : épaisseur des parties molles, difficultés de coaptation, suppuration, accumulation du pus dans les parties déclives, infection purulente, etc., etc.

Une règle de conduite, la même pour presque tous, existe depuis 1663, c'est-à-dire depuis Heinrich von Roonhuysen[1], qui le premier décrivit l'opération; c'est la suivante : *Pratiquer l'avivement en s'efforçant de toucher le moins possible à la muqueuse vésicale.*

Les chirurgiens américains et leurs partisans vont plus loin : ils donnent comme règle invariable de ne pas y toucher du tout, et d'aviver aux dépens de la muqueuse vaginale seulement; d'aviver largement pour obtenir, au lieu des bords, des surfaces saignantes d'une étendue considérable, afin, disent-ils, « d'avoir une digue plastique épaisse à opposer au flot de l'urine[2]. »

En aucun cas, l'avivement ne doit être limité aux bords seuls, nous en avons dit plus haut les inconvénients.

Nous condamnons aussi le moyen préconisé par Spengler, qui consiste à *ruginer* seulement les bords de la fistule, pour n'enlever que la couche épithéliale, afin de ménager les tissus et de ne pas agrandir l'ouverture. Tout au plus praticable dans le cas de pertuis ou de fistules très-petites, ce moyen doit être rejeté comme insuffisant.

G. Simon fait exception à la règle commune : il distin-

---

[1] Mémoire traduit en 1676. *Philosophical Transactions*, XI, 621.

[2] Hergott; *loc. cit.*, pag. 7.

güe ce temps de l'opération en avivement en *entonnoir profond*, et en avivement en *entonnoir évasé*. Dans le premier, on intéresse toute l'épaisseur de la cloison vésico-vaginale, c'est-à-dire tous les tissus qui la constituent, depuis la muqueuse vésicale jusqu'à la muqueuse vaginale ; dans le second, on n'enlève qu'une aréole de muqueuse vaginale à l'entour de l'ouverture anormale, en se gardant d'entamer en aucune façon la muqueuse vésicale.

Cette dernière manière de procéder est employée seule aujourd'hui; c'est par elle que nous avons toujours vu M. Courty opérer.

Simon défend son avivement en *entonnoir profond*, par les succès qu'il en a obtenus (35 guérisons sur 40 femmes opérées).

Voici ses paroles, dont nous empruntons la traduction à M. Hergott[1].

« Mon expérience me fait préférer l'avivement de la fistule en entonnoir aigu, puisque cet avivement est analogue à celui que l'on pratique dans toutes les auto-plasties.

» De cette manière, on avive dans des parties saines, et on enlève tout le tissu cicatriciel du bord fistuleux; on traverse toute l'épaisseur de la cloison vésico-vaginale; on arrive jusque sur la muqueuse lâche de la vessie ; fréquemment on intéresse celle-ci, et l'on obtient un cône d'avivement dont la base est dans le vagin, le sommet dans la vessie, qui mesure de 6 à 8 millimètres de hauteur. Les autres opérateurs ménagent le plus possible les

---

[1] Hergott ; *loc. cit.*, pag. 8.

tissus, cherchent à ne pas augmenter la perte de substance ; mes efforts, au contraire, dans cette autoplastie,
où l'on n'obtient la guérison qu'au prix d'une réunion
immédiate, tendent plus que les autres à obtenir des bords
avivés, exempts de tissu inodulaire et parfaitement dis-
posés pour la réunion. Dans les plus grandes fistules, je
ne m'arrête pas, dans la dissection des bords, avant que
tous les tissus malades n'aient été enlevés, la perte de
substance dût-elle être notablement agrandie ; car, comme
le succès de l'opération ne dépend que de la préparation
parfaite des bords à mettre en contact en cas d'insuccès,
les femmes ne perdent néanmoins pas plus d'urine qu'auparavant[1].» Plus loin, il dit : « Quand on fait l'avivement
d'une surface plane, on n'obtient qu'une adhésion restreinte de la partie mise en contact, et on forme nécessai-
rement dans le vagin un pli transversal qui raccourcit la
longueur de ce canal d'une quantité égale à la largeur de
l'aréole d'avivement, tandis que dans l'avivement en
entonnoir aigu les surfaces à mettre en contact et à y
maintenir sont tout naturellement vis-à-vis l'une de
l'autre.»

M. Simon nous paraît sévère et peut-être inexact quand
il dit que, par l'avivement en entonnoir évasé ou en surface, on n'obtient qu'une adhésion restreinte. S'il en était
ainsi, la cicatrice formée ne serait pas assez solide, et on
ne lui verrait pas éprouver, sans se rompre, la dilatation
énorme causée par un accouchement suivant parfois de
très-près la guérison de la fistule ; les récidives seraient

---

[1] G. Simon ; *Ueber die Operation der blasen-schneiden Fistulen durch
die blutige Noth.*, etc., pag. 68. Rostock, 1862.

plus fréquentes, tandis qu'elles ne sont observées que dans des cas très-rares, et encore faut-il se demander si dans ces derniers on a bien suivi les préceptes indiqués.

Une seconde objection de G. Simon se rapporte à la perte de substance *indirecte* que l'on fait éprouver à la cloison vésico-vaginale, en y produisant un pli dans le sens de la réunion. Voici ce que l'on peut répondre : tout dépend de la laxité du vagin; dans la plupart des cas, cette laxité permet de rapprocher les unes des autres les surfaces largement avivées, sans être forcé de tirer sur les parties voisines.

Il insiste, et avec juste raison, sur la nécessité de se débarrasser de tout tissu inodulaire, l'avivement sur ces parties donnant un résultat nul; et, malgré l'assertion de M. Hergott, qui dit que, placé dans de bonnes conditions, ce tissu est susceptible d'adhérer, nous nous rangerons entièrement à l'opinion du chirurgien allemand. M. Courty attache une grande importance à la destruction de tout tissu de cicatrice, et il ne craint pas d'augmenter la perte de substance jusqu'à ce qu'il soit arrivé aux parties réellement saines, soit du côté des parties latérales, soit du côté de la muqueuse vésicale elle-même.

Il est bien certain que si l'on a affaire à un vagin cloisonné et fixé à des brides cicatricielles, à des adhérences de la paroi vaginale contre la branche ischio-pubienne, on éprouvera de sérieuses difficultés, et l'objection du chirurgien de Rostock sera fondée. — Ce sont là de fort mauvaises conditions, assez rares heureusement, et dans lesquelles l'art peut suppléer à la nature (débridements divers). Nous avons dit d'ailleurs, au début de ce travail, que la mobilité de l'utérus, et partant la laxité des parties voisines, sont des conditions absolument indispensables au succès de l'opération. On ne peut que se ranger à l'avis de G. Simon, lorsqu'il insiste sur la nécessité de bien disposer les surfaces avivées, afin de pouvoir obtenir la réunion immédiate sans exercer de violences sur les bords de la plaie. C'est pour arriver à ce but que l'on multiplie les sutures, que l'on en fait de superficielles et de profondes, et que l'on pratique des débridements autour du col (Jobert), du méat urinaire ou du rectum (Courty).

En résumé, les deux espèces d'avivement ont leurs propriétés particulières : les unes sont bonnes, les autres laissent plus ou moins à désirer. Celui en entonnoir profond a pour avantages d'être plus facile à exécuter, d'affronter des parties plus vivaces, de former des bords saignants qui se regardent et qui se rapprochent plus naturellement sans former de pli ; il a pour inconvénients d'intéresser la vessie, de favoriser la formation de fistules et de pertuis consécutifs, et, l'on peut encore ajouter, de produire plus de douleur et d'exposer davantage à l'hémorrhagie. L'avivement en entonnoir évasé présente ces trois derniers défauts à un degré beaucoup moindre : il forme des bords qu'il est un peu plus difficile de rapprocher, et il n'enlève pas toujours complétement toute la substance cicatricielle ; mais il ménage beaucoup plus la cloison, il ne touche point à la vessie, et, en restreignant ainsi le champ de l'opération, il lui enlève une bonne partie de ses dangers. — En pesant tout dans une juste balance, il me paraît que l'avivement évasé a infiniment plus de droits que l'autre à être accepté comme mode général d'exécution.

Il existe enfin un procédé spécial, dit procédé *auto-plastique* ou *à lambeaux*, de M. Duboué (de Pau).

« Ces lambeaux, dit-il dans un Mémoire adressé à la Société de chirurgie, sont pris sur deux lèvres opposées de la fistule, en avant ou en arrière, ou bien sur les côtés, suivant la forme et la direction de celle-ci. Ils sont taillés des bords de l'ouverture accidentelle vers la partie correspondante du vagin qui fait suite immédiatement, de telle façon qu'ils dédoublent en quelque sorte chaque lèvre environ en deux valves superposées et adhérentes, à $0^m,01$ de cette même ouverture. »

La conservation de ces deux lambeaux opposés est destinée à accroître l'étendue de l'affrontement. On peut trouver à appliquer ce procédé dans quelques cas, mais ils sont rares ; il faut avoir pour cela une muqueuse très-lâche, se laissant par conséquent facilement distendre ; et dans ce dernier cas, pourquoi surcharger l'opération d'un luxe et d'un raffinement inutiles, puisque l'on se trouve dans d'excellentes conditions pour opérer selon la méthode habituelle ? Dans le cas contraire, et, ce qui arrive le plus souvent, lorsque la muqueuse n'est que médiocrement extensible, le procédé à deux lambeaux est complétement inutile : d'abord on ne peut pas toujours trouver la substance nécessaire à les former dans le peu d'épaisseur des lèvres de la plaie ; en second lieu, par suite du peu d'extensibilité des lèvres de la fistule, on est exposé au tiraillement des lambeaux, à leur déchirure et le plus souvent à leur mortification.

La principale objection, et la plus grave, est celle-ci : Dans la méthode à deux lambeaux, la ligne de réunion est *saillante dans le vagin*, et forme ainsi dans la vessie

une gouttière des plus favorables à la filtration de l'u-
rine, d'autant plus qu'elle est placée dans la partie la
plus déclive de l'organe ; par le procédé américain, au
contraire, cette sorte d'éperon, de rebord, est *saillant
dans la cavité vésicale*, et s'oppose complétement à l'écoulement du liquide urinaire.

Ce procédé a néanmoins son utilité et peut être utile-
ment employé dans les cas de fistule recto-vaginale. Ici
l'on n'a plus à craindre les mêmes inconvénients : il
n'existe pas de tiraillements, le rectum étant très-exten-
sible. On obtiendra de cette façon une cicatrice plus solide et étant en quelque sorte double. On peut aussi
employer une méthode mixte, aviver en surface et conserver un lambeau à l'une des deux lèvres, suivant la
plus ou moins grande laxité de leur tissu. Nous avons vu
ce dernier moyen mis, et avec succès, en usage par
M. Courty.

Après avoir étudié d'une manière générale les différents
procédés d'avivement, considérons quelle sera la marche
à suivre dans les cas particuliers.

Dans les fistules *transversales* et *médianes*, qui sont les
plus communes, on doit toujours commencer l'avivement
par la lèvre postérieure. On a conseillé de marquer au
préalable, avec le crayon de nitrate d'argent, les limites
extrêmes de l'avivement, en en faisant ressortir la couleur par une solution de sel marin injectée dans le vagin.
— Ce procédé est excellent et doit être mis en pratique
pour les fistules irrégulières, dont les bords se dérobent
aux regards, à cause des replis du vagin et de l'irrégu-
larité même des contours de la perte de substance.

On commence donc par la lèvre inférieure, pour ne pas être gêné par l'écoulement du sang. L'avivement doit être *complet* et *régulier* : *complet*, c'est-à-dire comprenant toute la muqueuse limitée par les incisions ; *régulier*, c'est-à-dire s'étendant à une distance de 5 millim. au moins et de 10 millim. au plus des bords.

Il n'est jamais nécessaire de porter cet avivement au-delà. Voici comment on procède : On fait sur un des points de la lèvre inférieure de la fistule, vers un des angles, de préférence le supérieur, une petite incision qui n'intéresse que la muqueuse vaginale. Alors, avec une érigne ou de longues pinces à dents de souris, on saisit une des lèvres de cette petite incision, celle qui regarde la fistule ; on la soulève, et avec le couteau incliné ou le couteau de Sims, passé entre ce lambeau et la muqueuse, on le détache par de légers mouvements de va-et-vient.

On taille ainsi un lambeau à base adhérente ; on détache alors l'érigne ou la pince qui se trouvent au sommet du lambeau, et on les fixe à la base. — On continue à disséquer le lambeau jusqu'à ce que l'on soit arrivé à l'angle opposé à celui par lequel on a commencé. Là on enlève totalement le lambeau, en avivant avec le plus grand soin cet angle même et la muqueuse qui l'environne.

On opère de même sur la lèvre supérieure, et l'avivement se trouve ainsi complété.

Mais on ne peut pas toujours faire le lambeau ainsi d'un seul morceau ; on enlève alors par petits fragments séparés, en ayant bien soin de suivre une marche régulière, de ne pas quitter un point pour y revenir ensuite.

Il faut aviver de proche en proche, et constater *de visu* les parties que l'on enlève.

On pratique aussi l'avivement avec les ciseaux à long manche, coudés et courbés sur le tranchant, auxquels on peut allier l'usage du couteau; on commence à faire l'incision avec le couteau, puis on passe les ciseaux à sa place, et on excise le lambeau de proche en proche; on dissèque, en un mot, avec les ciseaux, comme on agissait d'abord avec l'instrument tranchant.

M. Courty se sert à la fois de couteaux et de ciseaux. Il emploie ces derniers pour bien enlever les petits îlots de muqueuse non rafraîchie qui peuvent échapper à un premier avivement ; leur emploi est encore préféré lorsqu'il faut enlever du tissu de cicatrice, dur et fibreux, qui résiste au tranchant de l'acier. Autant que possible, chaque côté doit être disséqué en un seul lambeau, de manière à assurer la perfection de l'avivement, et à donner la certitude qu'il ne reste sur la surface saignante aucun îlot de muqueuse.

Le manuel opératoire dont nous venons de donner le tableau est loin d'avoir la simplicité d'exécution qu'il présente au premier abord, et il n'est pas toujours facile d'aviver régulièrement, rapidement. Le chirurgien doit avoir une grande habitude de cette opération pour remplir ces deux conditions. Il ne suffit pas de produire une large surface saignante : il faut que celle-ci soit régulière, qu'elle présente la même étendue de 7 à 10 millimètres dans tous les points du pourtour de la fistule ; en d'autres termes, il faut que les bords de l'ouverture affectent un parallélisme parfait avec la circonférence extrême de l'avivement ; aussi est-il rare que l'on obtienne du premier coup toutes ces conditions, et il faut souvent revenir au bord périphérique de la surface pour y pratiquer un avivement supplémentaire, le régulariser et faire l'abrasion de toutes les nodosités, saillies, inégalités qui pourraient rendre la plaie irrégulière et la coaptation incomplète.

Nous avons dit plus haut qu'il fallait respecter la muqueuse vésicale. — Nous trouvons dans la Thèse de M. Monteros les lignes suivantes à ce sujet : « Pour éviter de la blesser, on peut parfois se servir d'un point de repère qui guide la main du chirurgien. On remarque généralement au bord de la fistule un petit liseré blanchâtre, très-étroit, résultant de la réunion des muqueuses du vagin et de la vessie. En avivant la première, on s'efforcera de ménager la seconde, et l'on respectera le petit liseré; de cette manière, les dimensions de la fistule resteront après l'avivement exactement les mêmes qu'auparavant, et, si l'opération échoue, les dimensions de l'ouverture ne se trouveront pas agrandies. »

Nous nous demanderons s'il est toujours facile de voir ce liseré blanchâtre, alors que le sang masque en partie le champ de l'opération, et que la fistule est profonde. Si l'on peut suivre le conseil de M. Monteros, tout est pour le mieux; mais nous le croyons difficile à exécuter, et c'est plutôt à l'habileté du chirurgien qu'il faut demander de ne pas empiéter sur la muqueuse vésicale, qu'à la présence du liseré, qui fait souvent défaut; et il ne faudrait pas craindre d'y empiéter s'il y avait là du tissu de cicatrice qu'il faut absolument enlever.

Dès que l'avivement est commencé, le sang coule le plus ordinairement en nappe, rarement en jet; l'opérateur est alors gêné par sa présence. Il faut que deux aides, armés d'éponges fines, très-propres, emmanchées au porte-éponge ou à de petites baguettes, abstergent le plus souvent possible et débarrassent les surfaces du sang et des caillots qui s'y trouvent.

Dans le cas d'écoulement en jet, on fera la ligature de l'artère; mais ce fait est très-rare. Nous ne l'avons vu qu'une fois se produire au niveau de la partie moyenne et inférieure du canal de l'urèthre.

Lorsque l'avivement est terminé, que l'on s'est bien assuré que tout est parfaitement avivé, il faut arrêter tout écoulement de sang. On fait d'abord passer, avec l'hydroclyse muni de sa canule à matrice droite, un courant continu d'eau froide vinaigrée dans le vagin, pour laver les parties; puis on imbibe une éponge d'eau de Léchelle ou de Pagliari, et on l'introduit dans le vagin en poussant jusqu'au col. On l'y laisse à demeure pendant dix minutes ou un quart d'heure, temps pendant lequel la femme est allongée et se repose. On retire l'éponge et on refait une nouvelle injection d'eau froide; si l'hémorrhagie continuait, on introduirait des fragments de glace dans le vagin.

Il est rare que l'on ait à recourir à ce dernier moyen, l'écoulement de sang étant ordinairement peu considérable.

Nous venons d'envisager le cas de l'avivement pour la fistule transversale ou médiane, que l'on rencontre le plus ordinairement.

La fistule peut encore être située en arrière et profondément, au niveau du cul-de-sac, ou sur ses parties latérales. L'opérateur sera gêné par la présence du col d'une part, et les parois vaginales de l'autre. C'est alors le cas de traverser les lèvres du col par de forts fils cirés. Si la fistule siége à droite du col et en arrière, un aide attire le col en avant et à gauche, tandis que le spéculum déprime fortement la paroi vaginale en bas et à droite. Si c'est à gauche, la manœuvre est la même : col tiré à droite, vagin déprimé à gauche. Si la fistule est longitudinale, on peut aviver l'une quelconque des lèvres, puisqu'il n'y a plus ici de lèvre supérieure ni de lèvre inférieure. Dans ce dernier cas, la position sur les coudes et les genoux pourra trouver son utilité.

La fistule peut siéger au niveau du cul-de-sac supérieur, et la lèvre postérieure de la fistule être formée aux dépens de la lèvre antérieure du col utérin.

Quelle est la conduite à suivre? Si la lèvre antérieure du col n'est intéressée que peu profondément, on avivera cette lèvre, et ici on emploiera en même temps le couteau et les ciseaux pour enlever une tranche de ce col. On avivera ensuite la lèvre antérieure (vaginale) de la fistule, et on la réunira à celle du col (*fig.* 1). Mais, si cette lèvre du col n'existait plus, on tomberait dans le cas suivant.

Il arrive que la lèvre antérieure du col est entièrement détruite par la fistule; il ne reste plus que la lèvre postérieure. M. Courty avive alors cette lèvre; il l'avive dans sa paroi inférieure, ménageant autant que possible le côté de la cavité cervicale; il la réunit ensuite à la lèvre antérieure de la fistule, incarcérant de cette façon le méat utérin dans la vessie (*fig.* 2 et 3).

La guérison est radicale, mais elle entraîne l'absolue infécondité. On a opposé cette objection au bénéfice si considérable de l'opération, et l'on s'est demandé jusqu'à quel point un chirurgien avait le droit de rendre ainsi des femmes stériles !

A cela, il est facile de répondre. Lorsqu'un cas pareil se présente, on explique à la femme le résultat éloigné de l'opération : impossibilité d'avoir des enfants, et passage des règles par la vessie.

Nous avons, pour notre part, vu quatre fois M. Courty pratiquer cette opération, et jamais les malades n'ont hésité un seul instant, désirant par-dessus toute chose se débarrasser de leur fistule, au prix même de la fécondité. D'ailleurs, il se présente deux cas : ou la femme a des enfants, ou elle n'en a pas.

Si la femme a déjà des enfants vivants, elle consentira volontiers à subir l'opération : le sacrifice est bien moins pénible à faire sous le rapport de la fécondation, qui ne peut plus avoir lieu.

Si la femme n'a pas d'enfants, mais qu'elle espère qu'une grossesse plus heureuse lui permette d'en avoir, alors le chirurgien peut en attendre le résultat et n'opérer que plus tard, car « l'existence d'une fistule vésico-vaginale, dit M. Courty[1], n'empêche pas celle qui en est atteinte d'avoir des enfants. J'ai vu des femmes dont le bas-fond de la vessie était entièrement détruit, et dont les cavités vésicale et vaginale étaient confondues en un véritable cloaque, sans que cette disposition mît aucun obstacle à la fécondation. Une de ces femmes avait eu six enfants depuis la formation de sa large fistule ! »

Il est enfin un dernier cas de fistule plus grave que les

---

[1] Courty : *loc. cit.*, pag. 1040.

précédents : c'est celui de la destruction plus ou moins complète du bas-fond de la vessie. Il y a en ce moment (juillet 1872), à la salle Notre-Dame, au n° 10, une femme âgée de vingt et un ans, chez laquelle cette destruction existe, et qui de plus présente une oblitération du col utérin. Quand on l'examine, on voit un prolapsus considérable de la muqueuse vésicale, et il est impossible d'apercevoir le col de l'utérus, qui est oblitéré.

Que faire pour obvier à cet état de choses (et ce que nous disons ici peut se rapporter à tous les cas analogues, qu'il y ait ou non oblitération du col)? La perte de substance est trop étendue, et l'on ne peut se servir du col de l'utérus pour en former un lambeau, puisqu'il est atrophié. Il faut donc oblitérer le vagin; mais on ne doit pas faire simplement l'avivement de l'ouverture vaginale, que l'on réunirait ensuite par une suture, en ménageant le canal de l'urèthre. On formerait de la sorte un bas-fond dans lequel, malgré la sonde, l'urine irait s'accumuler, et la malade ne pourrait la rendre qu'en prenant la position fatigante sur les coudes et les genoux. De plus, comme on ne pourrait avoir un éperon interne formé par l'adossement des lambeaux, l'urine tendrait toujours à s'infiltrer entre les lèvres de la plaie, à la suite de l'opération, et empêcherait le réussite.

Il faut alors disséquer, en haut, en bas, d'avant en arrière, deux lambeaux : le supérieur emprunté à la cloison uréthro-vaginale, l'inférieur à la cloison recto-vaginale. Ces lambeaux sont refoulés en dedans, de façon à accoler leurs surfaces saignantes (*fig*. 4), ce qui forme l'éperon interne, que l'on réunit alors par des points de suture.

En même temps, pour empêcher les lèvres de la plaie d'être tiraillées, on pratique aux petites lèvres deux incisions transversales, dont on rapproche fortement les bords par des points de suture. On débride aussi au-dessus et de chaque côté du méat urinaire, ce qui procure un abaissement d'environ 2 centimètres et demi. Enfin, on fait une dernière incision en V, partant de l'anus et embrassant la fourchette et les grandes lèvres. Cette dernière opération tend à faire remonter ces parties, en même temps qu'à rapprocher les unes des autres les grandes et les petites lèvres.

Une sonde est laissée pendant quelque temps dans le canal, pour empêcher sa rétraction ou son oblitération complète.

La fistule peut siéger au niveau du canal de l'urèthre (fistule uréthro-vaginale), depuis son orifice jusqu'à son extrémité vésicale; ou bien un des angles d'une fistule voisine peut intéresser en tout ou en partie ce même canal.

Quelle est la conduite à tenir et où convient-il de placer les anglés de l'avivement? Quand on les dispose dans le sens antéro-postérieur, il est à craindre, si l'adhésion manque, qu'une portion du canal ne disparaisse et que la partie restante ne puisse plus servir à un avivement ultérieur; si on les place transversalement, on raccourcit considérablement l'urèthre, et l'on est forcé d'étrangler perpendiculairement à leur direction les fibres musculaires du col vésical, ce qui offre des inconvénients et peut produire de la dysurie ou la rétention complète.

On préfère le plus souvent l'avivement transversal, malgré les inconvénients qui s'y rattachent, inconvénients auxquels on peut obvier en opérant avec précaution. Il faut avoir le soin d'introduire une sonde ou un cathéter dans le canal de l'urèthre : c'est un moyen de faire saillir les bords de la fistule. On a ainsi un point d'appui très-efficace qui permet d'aviver avec précision, sans perforer la muqueuse et aller en blesser la paroi du canal supérieur.

On pourra laisser, après l'opération, une sonde à demeure, pour éviter la rétraction des tissus et obtenir une cicatrice régulière.

Au lieu d'une seule fistule, il peut en exister deux, produites spontanément, résultat d'une réunion incomplète pratiquée sur une fistule unique, et laissant un pont de muqueuse entre les deux pertes de substance.

Si le pont intermédiaire est très-petit, il faut donner à l'avivement la direction d'une ligne passant par les deux orifices, afin de n'avoir qu'une seule suture à faire. Cette ligne, suivant la position relative des fistules, peut être droite ou courbe.

Si le pont intermédiaire est très-étendu, il faut pratiquer des avivements séparés. Enfin, que le pont muqueux placé entre les deux fistules soit petit ou étendu, il peut arriver que la direction des deux grands diamètres des deux perforations commande celle de l'avivement. Par exemple, deux grandes fistules transversales, séparées par une languette plus ou moins étendue, doivent être réunies et par conséquent avivées transversalement, soit séparément, soit simultanément, bien qu'elles soient placées l'une au-devant de l'autre.

Enfin, si la fistule siége dans la cavité même du col (fistule vésico-utérine), il n'y a d'autre moyen curatif que l'incarcération du méat utérin dans la vessie.

Ceci posé, arrivons au second temps de l'opération, qui est le *passage des fils*.

CHAPITRE VII

2° temps de l'opération.

—

PASSAGE DES FILS.

Nous examinerons rapidement, sans nous y arrêter, les diverses espèces de fils employés pour la suture, et nous insisterons plus spécialement sur ceux que nous croyons les meilleurs : les fils métalliques.

On a distingué les fils en trois espèces :

Les fils végétaux (chanvre, coton);

Les fils animaux (soie, crins, cordes à boyaux, etc.);

Les fils minéraux (or, argent, fer).

Ces trois sortes de fils ont été tour à tour employées et rejetées par les chirurgiens.

Parmi les partisans des fils métalliques, je citerai MM. Sims, Baker-Brown, Courty, Verneuil. Follin, etc.

Parmi les adversaires, Malgaigne, Simon, Jobert, qui déduisent de leurs expériences des conséquences tout à fait opposées.

Il serait trop long de rechercher en détail les raisons qui font préférer, aux uns les sutures métalliques, aux autres les sutures à l'aide du fil ou de la soie.

Nous croyons que le succès ne dépend pas exclusivement de l'emploi de tel ou tel fil, mais bien de la manière dont a été pratiquée l'opération. Simon, Spencer-Wels, défenseurs de la suture à l'aide des fils de soie, comptent de nombreux succès. Marion Sims, M. Courty et les chirurgiens qui se servent exclusivement des fils métalliques, obtiennent aussi des résultats fort remarquables.

Nous penchons cependant du côté de la suture métallique, et voici nos raisons. Les fils métalliques sont plus réguliers dans leur continuité, sans aspérités ni nodosités, plus résistants, plus aisés à serrer et à fixer, et c'est là un grand point. D'un autre côté, les fils de soie sont plus faciles à passer et à enlever, mais bien moins commodes à fixer; or, le succès dans l'opération n'est-il pas en grande partie dans ce dernier temps?

On a reproché aux fils métalliques d'ulcérer les parties qu'ils traversent. Or, il résulte d'expériences faites à ce sujet par Malgaigne en 1860, Simpson et d'autres, qu'il n'y a pas de différence dans l'intensité de l'inflammation et de la suppuration des trajets parcourus par les fils métalliques ou des fils de soie, pendant les huit premiers jours. Cependant, au bout de ce temps, les trajets des fils métalliques guérissent plus vite. M. Ollier[1], dans ses expérimentations, est arrivé à peu près au même résultat. « La raison, dit-il, de la supériorité des fils métalliques paraît se trouver dans leur finesse, la constance de leur volume et le poli de leur surface. »

On a dit aussi que les fils de soie se laissaient péné-

---

[1] *Gaz. hebd.*, 1862, pag. 362.

trer par le pus. Ce reproche, qui est mérité, ne saurait être adressé aux fils métalliques.

Marion Sims est un des premiers qui ait introduit l'usage des fils métalliques dans l'opération de la fistule vésico-vaginale. Dès 1858, dans un discours sur sa nouvelle méthode, il disait à ses élèves : « Ceux d'entre vous qui connaissent ma pratique de l'Hôpital des femmes ne seront pas surpris quand je leur déclarerai, avec la conviction la mieux sentie et la plus honnête, que l'emploi des fils d'argent pour les sutures est le plus grand couronnement de la chirurgie du xix⁰ siècle ! »

Il y a là l'exagération bien naturelle de l'inventeur enthousiaste, et nous nous rangeons entièrement à l'opinion de notre Maître, lorsqu'il dit: « Le caractère et la valeur de la méthode américaine, ce qui assure son triomphe et fait désormais la règle, et non l'exception, de la guérison des fistules vésico-vaginales, *ce n'est pas la suture métallique,* comme Sims l'a proclamé, mais c'est qu'au lieu des bords on avive et on affronte les surfaces, et qu'au lieu de laisser l'affrontement dans la partie la plus déclive de la vessie on en redresse le bord supérieur vers la cavité de cet organe».

Bozeman importa peu après la manière d'opérer de Sims en Europe; Simpson, Baker-Brown, obtinrent des résultats jusqu'alors inconnus, et bientôt les chirurgiens anglais et allemands acceptèrent cette pratique, qui avait été cependant employée quinze ans auparavant par Gosset et Dieffenbach. Marion Sims emploie des fils d'agent recuits ; M. Courty préfère les fils de fer, recuits également, comme étant plus ductiles, surtout plus résistants, sous un diamètre beaucoup plus petit, ce qui permet d'employer des fils capillaires. Ils sont plus faciles à introduire que ceux d'argent, en même temps qu'ils sont moins chers; aussi peut-on, dans leur emploi, user d'une plus grande largesse. Nous nous résumons donc en préconisant l'emploi des fils métalliques, tout en disant que l'on ne peut pas attribuer à ces fils, en tant que fils métalliques, une influence si considérable sur le succès. C'est plutôt, comme le dit M. le professeur Courty, dans l'observation minutieuse des règles de l'avivement et de l'affrontement qu'il faut le rechercher. Ceci admis, passons à l'étude des instruments employés pour placer les fils.

Les *aiguilles* nécessaires au passage des fils ont subi de nombreuses modifications. Ceci se comprend aisément, car elles doivent avoir des longueurs et des courbures bien différentes, selon que l'on traverse toute l'épaisseur de la cloison vésico-vaginale, ou que l'on doit transfixer une des lèvres du col.

Les aiguilles les plus employées sont: celle de *Sims*, celle de *Murray* (de Londres), l'aiguille creuse tubulaire de *Simpson*, celle de *Cusco*, celle de *Startin*, et le même instrument avec les modifications apportées par M. *Courty*.

Avant la vulgarisation du procédé américain, les opérateurs employaient les aiguilles ordinaires, à courbures variées, les fixant à des porte-aiguilles de différents modèles.

Les aiguilles de Sims ont une longueur d'environ 2 centimètres, recourbées légèrement vers la pointe, en forme de fer de lance, à bords tranchants. Le talon est percé d'un chas allongé dans le sens de l'aiguille, et portant à son extrémité une petite gouttière ou encoche destinée à recevoir le fil, et l'empêchant de faire une saillie trop considérable.

Le porte-aiguille consiste en une pince à longues branches, à mors courts et à pression continue; ces mors sont cannelés à leur face interne, ce qui permet de saisir l'aiguille dans tous les sens et de la fixer solidement. Deux crochets, placés en sens inverse à la face interne des anneaux de la pince, permettent au chirurgien d'en arrêter les branches par une simple pression, de les écarter par un mouvement de latéralité. M. Courty emploie cette pince porte-aiguilles à la fois pour tordre les fils et arrêter chaque point de suture, et pour les retirer de la plaie lorsqu'on les enlève.

Le Dr Murray (de Londres) a fait construire une aiguille qui ne diffère des aiguilles chirurgicales ordinaires de Sims que par l'extrémité qui avoisine le talon.

Au lieu d'être percée d'un trou, cette extrémité est perforée dans son axe et dans une petite étendue, de manière à représenter un petit tube creux et très-fin, qui s'ouvre en gouttière sur une des faces de l'aiguille. Il est plus facile de passer le fil dans cette portion tubulaire que dans l'aiguille de Startin. Pour que le fil tienne dans ce petit tube et soit retenu au moment où l'on retire l'aiguille, il suffit de plier en deux l'extrémité du fil arrivée dans la gouttière, ainsi doublé dans une longueur presque imperceptible. Ce chef est arrêté dans le petit tube ménagé au talon de l'aiguille, et l'on peut tirer celle-ci sans crainte de faire aucune déchirure à la piqûre du tégument.

Simpson a imaginé une aiguille tubulée, qui permet au fil de passer aussitôt que la pointe a traversé les tissus, ce qui simplifie considérablement le temps de l'opération, si difficile à exécuter. Par une loi assez commune, le nom de l'inventeur a été bientôt remplacé par celui du modificateur de l'instrument, et l'aiguille est beaucoup plus connue sous la dénomination d'aiguille de Startin que sous celle d'aiguille de Simpson.

Cette aiguille se compose d'une tige d'acier longue d'un décimètre environ : une des extrémités est fixée à un manche, l'autre est très-aiguë, taillée en biseau aux dépens de sa face inférieure. Cette tige est creusée, dans toute sa longueur, d'un canal dont l'ouverture est placée à la base, à 1 centimètre environ au-dessus du manche. Il faut avoir plusieurs de ces aiguilles à courbure différente.

M. Mathieu a adapté à cette aiguille un mécanisme fort ingénieux, qui consiste en une petite roue dentée, placée à l'embouchure du canal, et qui sert à faire avancer le fil de proche en proche. Ces dents ont plus de prise sur le fil d'argent, qu'elles pressent et sur lequel elles s'impriment et le font ainsi progresser. A cause de la difficulté qu'il y a à faire cheminer cette aiguille, comme toute autre, lorsqu'une de lèvres de la fistule est retenue, avec la paroi vaginale correspondante, contre la branche ischio-pubienne, M. Courty, en 1865, a fait construire par M. Mathieu un modèle dans lequel l'extrémité de l'aiguille forme un angle droit ou obtus avec le reste de l'instrument, comme dans l'aiguille de Deschamps : le fil est introduit dans l'aiguille, qui est creuse à la manière de celle de Murray ; le manche, creux également, renferme une tige pivotante à l'extrémité supérieure de laquelle une roue dentée, recevant son mouvement d'une roue analogue fixée auprès du manche, fait avancer le fil dans l'aiguille ; avec cette aiguille on peut passer le fil d'un côté à l'autre, au lieu de le passer d'avant en arrière.

M. Courty ne s'est pas arrêté là, et quelque temps après il modifiait encore son aiguille de la manière suivante : le coude formé par l'extrémité supérieure de l'instrument au point de jonction de l'aiguille avec la tige est considérablement adouci ; l'aiguille elle-même a subi une transformation complète. Au lieu d'être immobile et unique, elle est mobile et peut être remplacée sur sa tige par telle ou telle autre, à courbure appropriée au besoin du moment; un écrou dont le pas de vis embrasse à la fois l'extrémité inférieure de l'aiguille et la partie supérieure de la tige, la fixe très-bien. Le fil, au lieu d'être reçu à la partie supérieure de l'aiguille, comme dans le premier modèle, est poussé directement du bas de la tige, où se trouve l'ouverture, jusqu'à la pointe par laquelle il sort.

M. Mathieu, le fabricant de ce dernier modèle, y a adapté aussi sa petite roue dentée, qu'il appelle *chasse-fil*, pour le faire avancer.

Les avantages de cet instrument sont incontestables, et il suffit d'en voir les derniers modèles pour reconnaître tout de suite les avantages que l'on peut en tirer.

Dans les aiguilles de Sims, pour arrêter le fil on est obligé, après l'avoir passé dans le chas, de lui faire subir un mouvement de torsion sur lui-même, ce qui donne lieu à un bourrelet plus ou moins volumineux, qui fait souvent obstacle au passage du fil. Si, pour éviter cet inconvénient, on ne fixe pas le fil, on est exposé à le voir sortir.

M. Cusco a remédié à cet inconvénient en faisant fabriquer deux chas superposés à la même aiguille (*fig.* 7) :

l'anse du fil la plus courte est passée dans le trou inférieur, puis dans le trou supérieur, et repassée une seconde fois dans le trou inférieur, de manière à former un
8 de chiffre dont le milieu se trouve placé à la ligne
métallique qui sépare les deux ouvertures. Grâce à ce
procédé, le fil ne peut plus sortir de sa place, et l'on n'a
plus la saillie formée par l'enroulement de ces fils.

Les Américains et les Anglais emploient la suture à
points séparés. Les points d'entrée et de sortie sont situés
sur la même ligne.

Les sutures, pour lesquelles ces chirurgiens emploient
les fils d'argent ou de fer, sont placées en très-grand
nombre et très-rapprochées. C'est ainsi que MM. Sims,
Bozeman, Baker-Brown, Atlee et plusieurs autres obtiennent la coaptation exacte des surfaces avivées, en
même temps qu'ils répartissent la traction des bords sur
un nombre considérable de points, qui individuellement
n'ont plus à supporter que de petites fractions de l'effort
total de la réunion. Ces procédés remplissent donc les
deux indications importantes de la suture, sans qu'on ait
à pratiquer les incisions parallèles de Dieffenbach, sauf
dans des cas exceptionnels, et surtout sans qu'il faille
faire de décollement du vagin, comme Jobert le prati-
quait, méthode opératoire justement abandonnée.

Dès 1854, G. Simon a préconisé la double suture :
la suture de rapprochement (*Entspannungsnath*), qui
saisissant les lèvres de la plaie, au loin, les rapproche;
et la *suture de réunion* (*Vereinigungsnath*), qui assure
leur contact exact. La première supporte l'effort de la
tension, tandis que la seconde n'a plus qu'à maintenir
en contact intime les lèvres de la plaie, relâchées par la

première. Cette suture se fait sur deux rangs et à deux
profondeurs différentes. La première nécessite des fils
plus gros ; la seconde se fait avec des fils fins, interposés
aux précédents et placés habituellement lorsque les premiers sont déjà serrés.

Les fils doivent-ils passer au-dessus ou au-dessous de
la muqueuse vésicale ? C'est là un point de controverse
sur lequel il nous paraît nécessaire d'appeler l'attention.
L'école américaine et anglaise, et ses partisans, insistent
sur le précepte de respecter la muqueuse vésicale d'une
manière absolue ; la raison est de ce côté, nous espérons
le prouver.—Jobert n'attachait à ce point aucune importance : il traversait les deux muqueuses, et peut-être est-ce
à ce mode opératoire qu'il a dû de nombreux insuccès.
— Simon suit l'exemple du chirurgien français, n'atta-
chant aucune importance au passage des fils dans la muqueuse vésicale. — C'est avec surprise que nous voyons
un chirurgien aussi sérieux ne tenir aucun compte de
l'influence de la présence de ces anses de fil dans la
vessie, agissant là comme de véritables corps étrangers.

Les chirurgiens français, et parmi eux nous citerons
Nélaton, Robert, Verneuil, Foucher, Follin, Courty, etc.,
s'inscrivent en faux contre cette manière d'opérer.

Il est facile de réfuter M. Simon par son propre argu-
ment : puisque la muqueuse vésicale est si sensible et si
intolérante au contact permanent de la sonde, à tel point
que cette dernière provoque souvent du ténesme, du ca-
tarrhe, des cystites, des uréthrites plus ou moins vio-
lentes, à plus forte raison, si l'on pratique sur elle la
moindre opération, si on la perfore, si de plus on laisse
en contact avec elle des corps étrangers, comme les fils

à suture, à plus forte raison, dis-je, aura-t-on des accidents !

Quant aux suppurations, aux pertuis fistuleux qui s'organisent quelquefois dans le trajet des fils, ils doivent être aussi plus fréquents quand on intéresse la muqueuse vésicale dans la suture : d'abord, à cause du ténesme vésical qui se produit, ainsi que nous l'avons dit plus haut, par le contact prolongé des fils avec la muqueuse; en second lieu, ces fils agissent à la manière d'autant de sétons, et facilitent ainsi la migration de l'urine de la vessie à travers le trajet, et de là dans le vagin. Plus les fils seront gros, qu'ils soient minéraux ou organiques, plus ces inconvénients existeront.

On comprendra maintenant l'immense avantage de la suture *interstitielle* : là, en effet, les orifices supérieurs de la suture restent bouchés par la muqueuse, que l'on a évité d'intéresser.

M. Courty ne procède jamais autrement : il donne la préférence à la suture métallique, et pratique aussi la double suture (qu'il a, le premier, introduite en France) avec des fils forts pour les points profonds, et fins pour les points superficiels.

Le nombre des points de suture doit varier avec l'étendue de la fistule dont on veut rapprocher les lèvres. En général, ils doivent être aussi près que possible, et à une distance de 5 à 6 millimètres l'un de l'autre : s'ils étaient plus rapprochés, ils pourraient déchirer les tissus ; trop éloignés, la muqueuse vaginale se renverserait, et les surfaces avivées ne seraient plus en contact. Les points doivent être passés à moins de 1 centimètre des bords de la surface avivée, derrière la plaie, sans l'inté-

resser ; raser, sans y toucher, le liseré qui borde l'orifice de la fistule ; enfin ils doivent être parallèles, pour
éviter la formation de godets. Pour arriver à ce résultat,
il est bon de suivre l'exemple de M. Courty, qui passe le
premier fil sur la partie médiane des surfaces avivées,
et qui continue alternativement à droite et à gauche jusqu'à la complète réunion : de cette façon, les fils se trouvent placés à la même hauteur et à la même distance.

Ceci posé, examinons comment le chirurgien procède
dans les différents cas qui peuvent se présenter à son observation.

Prenons d'abord le cas le plus simple, celui d'une fistule transversale de moyenne grandeur, située à la partie
moyenne de la cloison vésico-vaginale. Après avoir pratiqué l'avivement et s'être assuré qu'il ne reste plus de
surfaces à aviver, il saisit, avec un petit crochet ou avec
les longues pinces à dents de souris, la partie moyenne
de la lèvre supérieure de la fistule, et enfonce l'aiguille
(celle de Startin, par exemple,) à environ 5 millimètres
des bords de la fistule ; l'aiguille est enfoncée perpendiculairement à la surface du vagin, et non obliquement.
S'il en était autrement, la ligature n'embrasserait qu'une
très-mince couche de tissus, et ceux-ci seraient exposés à
se rompre, se déchirer. Relevant alors l'aiguille, il lui
fait suivre dans l'épaisseur de la cloison un trajet oblique, de manière à en faire sortir la pointe immédiatement sous le bord vésical de la fistule; puis, saisissant la
lèvre postérieure ou inférieure, il enfonce son aiguille
dans le point symétriquement opposé à celui par lequel la
pointe vient de sortir. On pousse avec précaution le fil,
ou à l'aide du chasse-fil on le fait progresser dans l'ai-

guille ; s'il ne fait pas assez saillie, on l'attire vers soi avec des pinces, et le prenant comme un point fixe on relève l'aiguille en la tirant en sens inverse.

A mesure que l'on passe ainsi tous les fils, il faut les fixer pour ne pas les mêler et avoir à les rechercher plus tard, travail toujours long et ennuyeux. Pour cela, on a imaginé des procédés plus ou moins ingénieux.

D'abord les deux bâtonnets de Sims, sur lesquels sont pratiquées de petites encoches : on fixe les chefs supérieurs des fils au bâtonnet placé en haut, et les chefs inférieurs à celui qui est placé en bas.

On s'est aussi servi de petites billes, ou perles, de différentes couleurs, dans lesquelles on passe les fils; chaque fil a ses billes de couleur différente.

On se sert aussi avec avantage du procédé suivant : une ficelle est attachée autour de l'abdomen de la malade, et une autre à la partie supérieure des pieds de la table où l'on opère. Les chefs supérieurs sont attachés à la ficelle abdominale, et les inférieurs à celle de la table.

Voici comment on procède le plus souvent : lorsqu'un fil a été passé, on fait un nœud à ses deux extrémités libres, et on les confie à un aide qui les tire ou les relâche selon que le chirurgien veut faire saillir telle ou telle partie de la surface qu'il opère. Comme on le voit, ce moyen est encore une sorte d'adjuvant à l'opération.

Mais tous les cas n'offrent pas cette simplicité. La fistule peut être oblique, profondément située au niveau de l'un des culs-de-sac vésico-utérins. Dans ces cas-là, on ne peut employer l'aiguille de Startin, à cause de la difficulté d'en diriger la marche; il faut alors se servir des petites aiguilles de Sims, que l'on fixe au bout du porte-aiguille à pression continue, ou d'un porte-aiguille dont les mors sont recourbés et très-courts.

Le chirurgien saisit, avec la pince à dents de souris ou l'érigne, la lèvre inférieure ou la lèvre située à sa droite, et il agit comme pour l'aiguille de Startin; seulement ici l'opération se fait en deux temps. Dès que l'aiguille a franchi une des lèvres, on tire un peu le fil à soi; puis on lui fait traverser l'autre lèvre, en même temps que l'on pousse l'aiguille à travers les tissus à l'aide de la pince. On presse cette muqueuse contre l'aiguille, de manière à en faciliter le glissement.

Un dernier cas, que nous avons esquissé plus haut à propos de l'avivement, est celui dans lequel on doit réunir une des deux lèvres du col à la lèvre antérieure de la vessie. Le tissu de ce col est presque toujours très-dur, les aiguilles ordinaires s'y tordent et s'y cassent même, plutôt que de le traverser.

Voici la manière de procéder de M. Courty en pareil cas : il passe un fil métallique dans la lèvre antérieure, avec l'aiguille creuse de Startin ou la petite aiguille de Sims; puis il traverse le col en sens inverse avec une forte aiguille à manche courbe, à chas près de la pointe, dans laquelle est passé un fil double; quand elle a traversé le col, il dégage l'anse, y passe le bout du fil métallique qui a déjà traversé la lèvre supérieure de la fistule, et il l'entraîne à travers le col tenant lieu de lèvre postérieure. On n'est pas obligé d'agir de la sorte dans tous les cas ; le col se laisse assez bien traverser par de fortes aiguilles. Ici encore on commence la suture par la lèvre antérieure, puis on va percer la portion avivée de la lèvre du col, en arrière, et l'on dirige la pointe de l'aiguille en avant, de façon à venir la faire sortir au niveau de son bord antérieur.

Pendant la suture, il s'écoule un peu de sang; on a soin de l'étancher, on essuie, autant que faire se peut, les lèvres de la plaie, et l'on arrête l'hémorrhagie par les moyens ordinaires, si par hasard elle se produit. Il ne reste plus alors qu'à fixer la suture ou à serrer les fils, ce qui constitue le troisième temps de l'opération.

Il existe enfin des fistules urinaires qui se présentent plus rarement à l'observation : ce sont les fistules uréthro-vaginales, vésico-utérines, vésico-utéro-vaginales, uréthro-vésicales, urétéro-utérines, urétéro-cervico-utérines, et enfin recto-vaginales.

Il est un mode particulier d'opération pour chaque espèce, mode qui se rapproche toujours du type que nous avons décrit, mais qui nécessite certaines modifications que nous allons décrire rapidement.

Dans la fistule uréthro-vaginale, on peut, dit M. Courty, tailler, plus souvent que dans les fistules vésicales, des lambeaux autoplastiques et les réunir, soit d'arrière en avant, soit de droite à gauche, par une sorte de suture enchevillée, en serrant les points de section voisins, deux à deux de chaque côté, sur un petit bouton de nacre. On laisse une sonde dans la vessie pour s'opposer à la rétraction trop considérable de la cicatrice.

Les fistules vésico-utérines sont traitées par l'inclusion du col dans la vessie, en affrontant la lèvre antérieure de la fistule avec la lèvre postérieure du col utérin, ou même avec la partie voisine du vagin.

Le même traitement s'applique aux fistules vésico-utéro-vaginales, urétéro-vésicales, urétéro-utérines et uré-téro-cervico-utérines.

Dans les fistules recto-vaginales, on se trouvera bien de l'emploi des lambeaux autoplastiques de M. Duboué : ici l'on n'est plus gêné par le passage de l'urine ; il est aussi préférable de faire la réunion de droite à gauche, au lieu de la faire d'avant en arrière.

Il existe un dernier cas, celui de la destruction complète du bas-fond de la vessie. Nous avons dit, au chap. VI, ce qu'il fallait faire; nous ne reviendrons pas sur ce sujet.

CHAPITRE VIII

FIXATION DE LA SUTURE.

On a imaginé bien des procédés pour serrer les fils et les fixer. Dans le but d'affronter les parties les plus profondes des surfaces avivées, ou de donner de la fixité à la réunion, on a cherché à imiter la suture enchevillée, ou à assujétir les parties réunies et les fils à l'aide d'appareils spéciaux. De là, les arcs, les croissants d'argent primitivement employés, mais délaissés par M. Sims; les fanons métalliques de M. Simpson, consistant en une espèce de treillis construit en fil de fer et disposé de manière à s'adapter à la forme de la fistule. Au niveau de chacun des fils de la suture, il écarte un peu ceux du treillis et fait passer successivement les premiers dans chacune de ces espèces d'ouvertures, de sorte qu'il forme ainsi une couronne faisant le tour de la plaie et traversée par toutes les anses unissantes.

M. Sims employait, au début de sa pratique, une sorte de suture enchevillée. Bientôt il abandonna cette manière de faire, et imagina la suture en crampon (*clamp suture*). Dans cette suture, les fils d'argent passent dans de petits trous pratiqués dans deux crampons ou barres de plomb, placés en travers sur les côtés de la fistule; ils sont retenus en place par de petites boules de plomb perforées et écrasées sur les fils. Il a abandonné depuis longtemps ce mode de fixation des sutures. préférant celui, plus simple, qui consiste à enrouler, à tordre le fil sur lui-même, sans interposition d'aucun corps étranger.

Bozeman, en 1856, modifia, mais sans le simplifier, le procédé opératoire de Sims : il emploie, pour la fixation des fils, la suture en bouton (*the button suture*). Dans ce procédé, l'union des lèvres se fait suivant un mécanisme analogue à celui qui rattache une boutonnière à son bouton. Le voici, résumé succinctement[1]. Lorsqu'il a passé les fils, il en réunit les anses et les fait passer deux par deux dans son *suture adjustor*, instrument formé par une lentille métallique montée sur un long manche et perforée en son milieu. Retenant les deux anses de fil d'une main, il presse contre leur point de réunion, à l'aide de son ajusteur; puis il taille une petite lame de plomb ovoïde recouvrant et au-delà les surfaces réunies; avec un poinçon, il la perfore d'autant de trous qu'il a de doubles anses, fait passer celles-ci dans ces ouvertures, applique la plaque contre la suture, et, faisant enfin

---

[1] On trouvera dans l'ouvrage de M. Deroubaix, décrits dans les plus grands détails, tous les procédés opératoires qu'il est inutile de retranscrire ici *in extenso* (pag. 112 et suivantes).

glisser de petits tubes ou des grains de plomb, il les serre sur les fils, qu'il coupe à quelques millimètres au-dessus d'eux.

Baker-Brown emploie une sorte de crampon (*bar clamp*) qui consiste en une mince lamelle de plomb pliée en son milieu en forme de gouttière. Le dos de la gouttière est perforé de trous par lesquels on fait passer les fils; on les y tord, et on les coupe à peu près au ras de leur sortie.

M. Atlee, s'inspirant à la fois de la plaque de Bozeman et du treillis de Simpson, emploie une plaque de plomb portant en son milieu une rainure, et de chaque côté d'elle de petits trous pour le passage des fils qu'il divise en deux séries : les uns sont tordus sur la plaie même (ceux qui passent par la fente), et fixés à l'aide d'un grain de plomb ou d'un tube de Galli; les autres, passant par les trous, sont réunis deux à deux, et fixés par leur simple torsion.

Nous citerons encore les grains de plomb de la suture moniliforme de Desgranges (de Lyon), qui consiste en une espèce de suture enchevillée. Une fois les fils introduits, on passe et l'on arrête, sur une portion plus ou moins rapprochée de la plaie, et de chaque côté, un grain de plomb que l'on y écrase : on forme ainsi une espèce de collier ou chapelet, d'où le nom de suture moniliforme (*monile*, collier). M. Duboué (de Pau) vante l'emploi de petits boutons de buis à face supérieure plane, à face inférieure convexe, et percés de deux trous. Quand les fils sont placés dans la plaie, ces petits boutons sont glissés sur eux jusqu'à ce que leur surface convexe vienne rencontrer la paroi vaginale; on tord deux à deux les fils d'un côté de la plaie, sur la surface plane du bouton ; on les tire ensuite sur les extrémités opposées, et lorsque par ce moyen le rapprochement des bords est devenu suffisant, on les tord aussi sur le bouton correspondant. On peut alors faire une seconde suture ordinaire entre les lèvres de la plaie ainsi parfaitement rapprochées.

D'après M. Duboué, cette suture refoule en même temps les tissus vers le vagin et vers la vessie, en leur faisant faire une saillie dans les deux sens. Le chirurgien de Pau cherche à faire contraster cet effet avec celui qu'il prétend être produit par la suture américaine ordinaire, dans laquelle, dit-il, la surface fraîchement avivée est trop faible pour résister au tranchant de l'aiguille et à la traction des fils, et ceux-ci n'agissent plus que sur une petite étendue, très-rapprochée de la cavité vaginale.

Lorsque la coaptation a été bien faite et l'aiguille enfoncée à la place voulue sur les deux muqueuses, la solidité de la suture ne laisse rien à désirer ; néanmoins le procédé de M. Duboué ne laisse pas que d'être utile dans le cas où les surfaces avivées auraient de la tendance à se plisser, ou lorsque l'on veut assurer d'une manière intime la rapport des parties profondes.

Nous avons vu M. Courty employer avec beaucoup de succès les boutons (boutons de chemise ordinaires) dans divers cas, notamment pour obtenir, après le débridement du col et l'établissement de deux lambeaux, une commissure régulière et analogue à celle qui se pratique dans l'autoplastie de la commissure des lèvres. Après avoir taillé, de chaque côté, un lambeau triangulaire, dont la pointe regarde l'entrée du conduit cervico-utérin, il le dissèque jusqu'à sa base (*fig.* 6, *a*), qu'il laisse adhé-

rente, puis il enfile un bouton dans un fil double, armé
de l'aiguille de Sims ou de celle de Startin ; il la fait pé-
nétrer à la partie moyenne et supérieure du lambeau, et
la fait ressortir à la face externe du col. Tirant alors le fil
à lui, il force le bouton à s'appliquer exactement contre le
lambeau, et aussi à appliquer l'une contre l'autre les deux
surfaces avivées, et à laisser un orifice cervical béant et
régulier après la guérison. Puis il coupe le chef qui re-
tient l'aiguille, fait glisser dans ces deux fils un autre
bouton *b*, le fixe à l'aide du *fulcrum* contre la partie ex-
térieure du col, et l'y maintient en en tordant les deux
extrémités. Il agit de même pour l'autre côté. Nous rap-
portons ce procédé très-ingénieux, pour faire ressortir
l'avantage que l'on peut tirer des boutons dans un cas
donné.

Nous n'avons parlé jusqu'ici que des sutures métalliques. Lorsque l'on emploie les sutures avec des fils
végétaux ou animaux, le procédé pour les fixer est tout
différent.

Le meilleur moyen est l'emploi du nœud de Fergus-
son, pour la staphylorrhaphie : après avoir passé l'anse
du fil dans les deux lèvres de la fistule, on attire le bord
supérieur et on fait un nœud lâche dans lequel on passe
l'autre anse de fil ; on serre le premier nœud, de façon
que le fil y glisse avec frottement, ce qui permet de donner le degré de constriction voulu, et laisse le temps de
fixer cette anse par un second nœud fait avec les deux
bouts du fil. Rien de plus simple et de plus avantageux que
ce moyen d'arrêter les fils ; il fait disparaître d'incroyables
difficultés dans l'exécution de cette partie de l'opération.

D'une manière générale, M. Courty regarde comme

inutiles et même dangereuses ces complications si variées de la suture simple, ces plaques, ces tubes, ces boutons de diverses formes et de divers volumes, qui exer-
cent, malgré tout, une traction anormale sur les parties
avivées et leur voisinage, et prédisposent ainsi l'inflammation, si nuisible en pareil cas. Nous n'avons d'ailleurs
cité ces diverses manières d'opérer que pour faire ressortir la simplicité de la dernière, qui nous reste à décrire,
qui est la plus simple, la plus pratique, et celle qui donne
les meilleurs résultats.

Il faut avoir, pour la pratiquer, les pinces à pression
continue ou la pince à griffes et à mors recourbés, une
petite tige de métal supportée d'un côté par un manche
et se terminant de l'autre par une plaque fendue, ou
fulcrum, analogue à celle de la spatule ordinaire, et enfin
un petit crochet mousse.

Le chirurgien, après avoir reçu des mains de l'aide les
anses du fil d'une des extrémités, tire légèrement dessus,
pendant qu'avec le crochet mousse il fait remonter l'anse
avec les bords de la fistule, vers la vessie, de façon à obtenir un bon adossement et débarrasser les surfaces des
petits caillots qui auraient pu s'y former. C'est là le véritable *affrontement*, c'est-à-dire la mise en contact des
parties avivées. Il doit porter sur la plus grande hauteur
possible de surface saignante, et doit être fait de telle
façon que les bords de la fistule remontent vers la vessie
et y fassent une petite crête saillante, défavorable à la pé-
nétration de l'urine. Ces deux conditions sont celles qui
donnent le plus de chance à l'adhésion.

Le chirurgien glisse ensuite le fulcrum, le manche en
haut, le long des fils, les embrasse dans sa fente et vient

presser leur point de réunion à la muqueuse. Prenant alors sa pince à pression continue, il saisit les deux fils à 1 ou 2 centim. au-dessus de la petite fourche, et, imprimant à l'instrument, préalablement fermé, un mouvement de rotation sur lui-même, il serre les fils. Chaque fil tordu est coupé ras. Le tout est abandonné sans plaques, ni tampon, ni aucune espèce de pansement dans le vagin, qui empêchent celui-ci de reprendre sa direction et ses plis naturels. C'est là le meilleur moyen d'éviter l'inflammation, d'assurer la réussite de l'affrontement et de favoriser l'adhésion.

Une sonde est placée dans la vessie, pour constater la présence ou l'absence de l'urine, et en tout cas pour la vider du sang qu'elle pourrait contenir. On la retire aussitôt après, ou on l'y laisse un instant, pour pratiquer une petite opération qui constitue dans certains cas un point si important, qu'on pourrait la désigner sous le nom de quatrième temps de l'opération : je veux parler du *débridement*.

Il existe toujours, malgré la laxité plus ou moins grande de la muqueuse vésico-vaginale, une tension due au rapprochement des deux lèvres de la plaie. Or c'est là une cause d'insuccès: ce tiraillement s'exerçant d'une façon continue, s'exagérant aux moindres efforts de toux, de vomissements, de défécation, etc., ne tarde pas à exercer un fâcheux retentissement sur les parties coaptées, et les sépare tôt ou tard. Pour remédier à cet état de choses, M. Courty, créateur du procédé, débride circulairement au-dessus et de chaque côté du méat ; il obtient par ce moyen un abaissement d'au moins 2 centimètres.

La présence de la sonde dans l'urèthre l'aide à abaisser ce dernier pour pratiquer son incision. C'est certainement là le moment le plus douloureux de l'opération, si la femme n'est pas alors sous l'action du chloroforme. Cette incision donne parfois assez de sang ; dans ce cas-là, des compresses d'eau froide, de la glace , de l'eau de Léchelle, etc., suffisent pour l'arrêter.

Ce débridement ne relâche que la lèvre antérieure.

Dans le cas de tension de la lèvre postérieure, on pour-rait pratiquer le décollement du cul-de-sac supérieur vé-sico-utérin (procédé par glissement de Jobert). Nous ne l'avons jamais vu mettre en pratique par M. Courty, qui le condamne comme des plus dangereux. D'abord on peut léser les uretères, et en second lieu on tomberait là sur un tissu cellulaire très-abondant qui unit le vagin au col de l'utérus. Les résultats de toute intervention chirur-gicale sont faciles à deviner : inflammation très-vive, formation d'abcès dans ce cul-de-sac, fusées purulentes, périmétrite, péritonite, etc., etc. M. Courty préfère obte-nir le relâchement de la lèvre postérieure en agissant sur l'utérus par une traction continue exercée sur son col, de façon à abaisser tout l'organe.

Deux forts fils, l'un à droite, l'autre à gauche, sont passés dans une des lèvres du col, la postérieure de pré-férence, ou les deux lèvres à la fois quand la supérieure n'est pas prise dans l'avivement. Ces fils sont liés à un fort bouchon de liége, substance qui ne s'altère pas comme les bandes roulées, et le tout est appliqué à l'entrée de la vulve.

Pour lotionner le vagin, on peut, en élevant le bouchon, glisser au-dessous des fils de fer la canule à matrice ; mais il est préférable de dérouler les fils, sauf à remplacer l'appareil après la lotion.

Il est bon, pour éviter que le contact trop prolongé du bouchon n'irrite les parties sur lesquelles il porte, d'interposer entre ces parties et lui une compresse plusieurs fois repliée sur elle-même, et trempée dans l'eau phéniquée où le coaltar.

On laisse cet appareil pendant quelques jours (cinq à six jours), après quoi il est enlevé ; il maintient ainsi, sans tiraillements douloureux, le col dans une position fixe.

Des injections dans le vagin sont pratiquées au moyen de l'hydroclyse, avec de l'eau, soit vinaigrée, soit phéniquée ou étendue de coaltar. Une sonde d'une forme spéciale, due à l'invention de M. Sims, dite sonde sigmoïde, qui consiste en un cylindre régulier, courbé légèrement en forme d'S allongée, est placée dans la vessie, et la femme est reportée dans son lit. A cause de sa double courbure, l'extrémité vésicale de la sonde se trouve en rapport immédiat avec le bas-fond de cet organe, et vide ainsi ce réservoir à mesure que l'urine s'y accumule.

IIIᵉ PARTIE

—

CHAPITRE IX

Après l'opération.

—

TRAITEMENT CONSÉCUTIF.

a. Soins immédiats;

b. Position de la malade ;

c. Cathétérisme, ou sonde à demeure.

Après l'opération, la malade est reportée dans son lit, préalablement chauffé et muni de cruchons d'eau chaude. On prescrit une potion calmante à laquelle on associe 10 centigrammes d'extrait de belladone et 2 centigrammes d'hydrochlorate de morphine. On en fait prendre une cuillerée à bouche toutes les heures Si la malade a été chloroformisée et qu'il existe des hoquets ou des vomissements produits souvent par l'absorption de ces vapeurs, il faut, de toute nécessité, s'opposer au retentissement qu'auraient sur les parties réunies les hoquets et les efforts de vomissements; on prescrit alors la potion anti-émétique de De Haen[1], que l'on peut aussi ad-

[1]
Carbonate de chaux.....	2	gram.
Sirop de limon.........	30	—
Liqueur d'Hoffmann.....	12	gouttes.
Laudanum de Sydenham.	18	—
Eau de menthe.........	30	gram.
Eau de mélisse.........	100	— (Formule du *Codex*.)

ditionner de 5 centigrammes d'hydrochlorate de morphine ; on ajoute à cela l'emploi d'eau gazeuse, de jus de citron, de petits morceaux de glace que l'on fait avaler à la malade. Il est rare que les vomissements peu intenses ne cèdent pas à ces moyens; le plus souvent ils s'arrêtent d'eux-mêmes. On proscrit sévèrement tout usage d'aliments solides. La malade peut prendre, dans la soirée du jour où elle a été opérée, du bouillon gras ou maigre. Il faut s'opposer absolument à toute contraction du côté du diaphragme ayant un contre-coup forcé du côté des organes génitaux; c'est pour cela que l'on insiste sur les préparations opiacées, qui sont très-nécessaires pour obtenir la constipation pendant les huit ou dix premiers jours. On donne dans ce but des pilules contenant chacune 1 centigramme d'extrait thébaïque; la malade en prend une toutes les heures, de manière à se tenir dans une somnolence continue et dans l'immobilité. C'est aussi en vue de maintenir la constipation, et en même temps pour soutenir les forces, que l'on soumet les malades, au bout de trois ou quatre jours, à un régime composé presque exclusivement de substances animales, et particulièrement de viandes rôties. On ne néglige pas non plus les soins locaux : des injections d'eau tiède ou froide, comme il est dit plus haut, sont faites trois fois par jour au moins dans le vagin, car il faut s'opposer à tout séjour du pus ou de liquide leucorrhéique dans les organes. Si après l'opération la malade se plaignait de douleurs vives à l'abdomen, on se trouverait bien de l'emploi de larges cataplasmes laudanisés et recouverts d'un taffetas ciré, pour conserver leur chaleur en s'opposant à l'évaporation ; on obtient ainsi une

sorte de bain de vapeur toujours à une température
constante, et dont les malades retirent les meilleurs
effets.

Si les douleurs devenaient plus vives et que la malade
fût menacée d'une péritonite localisée ou généralisée, on
emploierait alors le traitement prescrit contre ces affections : sangsues, larges onctions d'onguent napolitain
belladoné sur le ventre, vessie de glace, etc., etc. L'é-
tude des accidents ou des complications nous entraînerait
trop loin et dépasserait le cadre que nous nous sommes
tracé. Aussi nous arrêterons-nous là, pour revenir à l'é-
tude d'une question qui a son importance : celle de la
position à donner à la malade après l'opération.

Lorsque l'opérée a été transportée dans son lit, la plupart des chirurgiens conseillent de l'y laisser *en position*
sur le dos, les genoux soulevés par un coussin, exactement comme après l'opération de la taille, et dans le
plus grand repos possible, jusqu'à l'époque de la guérison.

En thèse générale, cette façon d'agir est la meilleure,
mais elle admet diverses modifications dépendant de la
situation et des dimensions de la fistule, et du tempéra-
ment de la malade.

Dans la grande majorité des cas, la malade est couchée
sur le dos, les cuisses relevées par des coussins. Cette
position, commode sous beaucoup de rapports, offre de
graves inconvénients. D'abord la sonde placée dans la
vessie peut, dans des mouvements de la malade, aller
toucher et irriter les lèvres de la plaie, provoquer du ténesme, etc.; il est de plus un accident consécutif d'autant plus grave, que l'attention du chirurgien peut ne pas

y être appelée par la malade, qui n'en a pas toujours conscience : c'est la formation d'eschares au sacrum. Nous avons vu trois malades chez lesquelles ces accidents, déjà graves, s'étaient compliqués de pourriture d'hôpital. Il faut, pour éviter les dangers d'une position toujours la même, ne pas mettre de sonde, et faire coucher la femme alternativement sur le dos, les côtés et le ventre; si cette position n'était pas tellement fatigante que les malades ne peuvent la supporter, elle rendrait de grands services dans les cas de fistule transversale et antérieure. Si la fistule est située sur un des côtés, il faut que la femme se couche du côté opposé, encore pour la même raison. Enfin, si une partie seule de la fistule a été avivée et réunie, et qu'il reste encore un pertuis ou une seconde fistule, la malade devra se coucher du côté où existent encore ces trajets fistuleux, pour permettre à l'urine de de s'écouler au dehors.

On sait combien il est difficile d'exiger des malades une immobilité absolue; aussi, lorsque l'on pourra, sans préjudice pour la malade, la faire alternativement se reposer sur le dos ou l'un des côtés, on devra ne pas rejeter cette façon d'agir. Mais il ne faut pas tomber dans un excès contraire, et, à l'exemple de certains chirur-giens (Meadows, Schuppert, etc.), aller jusqu'à permettre aux malades de vaquer à leurs occupations habituelles, rejetant le cathétérisme comme inutile ou nuisible, et laissant aux seules forces de la nature le soin d'amener la guérison.

Il est des femmes nerveuses chez lesquelles cette immo-bilité absolue est impossible à supporter, et détermine de véritables accès hystériformes. Nous avons vu M. Courty retirer le meilleur effet, dans ces cas, de grands bains tièdes, de bains de siége avec une décoction de jusquiame et de belladone, en même temps qu'il donnait à l'intérieur les opiacés et les antispasmodiques.

Application de la sonde. — Deux choses préoccupent les chirurgiens après l'opération de la fistule vésico-vaginale : éviter l'action *délétère* de l'urine sur la surface traumatique, et la *distension* de la vessie par l'accumulation de l'urine dans ce réservoir. La sonde le plus généralement employée est celle de Marion Sims, à double courbure, que nous avons mentionnée plus haut. Cette double courbure en assure assez bien le maintien, sans aucun lien contentif.

Doit-on laisser la sonde à demeure? Faut-il seulement pratiquer le cathétérisme à différents moments?

La plupart des chirurgiens emploient une méthode mixte. Lorsqu'il n'y a aucune contre-indication, la sonde est laissée à demeure pendant quelques heures, puis retirée, nettoyée avec soin, pour que les yeux de cet instrument ne se bouchent pas, et remise en place. Dans cet intervalle, on pratique des injections détersives avec de l'eau vinaigrée, du coaltar, etc.

Simon rejette complétement l'action du cathétérisme permanent : d'après de nombreuses observations, dit-il, il n'a jamais vu la présence de l'urine, alors même qu'elle distendait la vessie, déterminer des accidents du côté des surfaces intéressées.

Moins heureux en ce cas que le chirurgien allemand, chez une opérée de M. Courty qui ne pouvait supporter une sonde à demeure, et chez laquelle, par une négligence impardonnable, le cathétérisme n'avait pas été pratiqué pendant vingt-quatre heures, nous avons vu survenir des coliques très-violentes, du ténesme, de la fièvre, une tension abdominale considérable; tous accidents qui cessèrent presque subitement après que l'on eut vidé la vessie; et, si la suture n'eût pas été parfaitement faite, nul doute que l'urine n'eût passé par la plaie.

M. Courty s'inspire toujours, pour placer la sonde ou en rejeter l'emploi permanent, de l'état de la malade. «Lorsque la malade est très-irritable, disposée au ténesme vésical et aux dépôts muqueux ou calcaires dans les urines, je ne laisse aucune sonde à demeure, me contentant de sonder la malade toutes les trois ou quatre heures, pour empêcher les contractions de la vessie de tirailler les lèvres de la plaie; encore plus d'une malade a-t-elle uriné toute seule sans inconvénients[1].»

Dans les cas ordinaires, la sonde, ainsi que je le disais, est laissée à demeure pendant quelques heures, ôtée par moments sans inconvénient, et supprimée définitivement de très-bonne heure.

D'une manière générale, il faut laisser la sonde le moins possible dans la vessie : sa présence y détermine presque toujours du ténesme et des contractions spasmodiques du col vésical. Dans les cas ordinaires, lorsque par suite de l'opération l'ouverture du méat urinaire n'a pas changé dans ses rapports; lorsque le canal de l'urèthre peut livrer facilement passage à la sonde; que l'on n'a pas à y redouter la formation de brides cicatricielles qui en changeraient la forme et la direction, il ne faut pas

[1] Courty; *loc. cit.*, pag. 1058.

laisser la sonde dans la vessie, mais faire pratiquer le cathétérisme, toutes les trois heures par exemple, avec la sonde sigmoïde. On ne saurait croire combien les malades bénéficient de cette façon d'agir.

La marche à suivre diffère encore suivant les malades auxquelles on 'a affaire. Dans un hôpital, malgré toute la vigilance du personnel sanitaire, à cause du grand nombre des malades, des oublis peuvent se produire, et se produisent assez souvent. Dans ce cas il est plus que prudent de laisser la sonde à demeure, sinon l'on s'expose à voir arriver ce que je rapportais plus haut : le cas de la malade laissée sans être sondée pendant vingt-quatre heures.

En ville, au contraire, où la malade est entourée de soins plus éclairés et plus intelligents, la cathétérisme est confié à la personne qui veille la malade, et pratiqué ainsi avec toute la ponctualité désirable.

En résumé, donc : chez les malades nerveuses, pas de sonde à demeure et cathétérisme répété environ toutes les trois heures; chez les autres, sonde à demeure, que l'on peut enlever de temps en temps et remettre ensuite en place. On doit la changer quatre fois dans les vingt-quatre heures, la nettoyer soigneusement et la replacer de nouveau, ou bien en mettre une autre. Il est bien entendu qu'un urinoir ou un petit vase est placé entre les jambes, sous le bec de la sonde. Pour éviter que l'urine ne soit renversée par les mouvements de la malade, il est bon de placer une éponge dans le vase, qui s'imbibe ainsi peu à peu du liquide et ne laisse rien couler dans le lit.

Dans les premières heures de l'opération, il faut veiller avec soin à ce que la sonde ne soit point obstruée par des caillots sanguins restés dans la vessie.

Dans le cas d'incarcération du col dans la vessie, la venue hâtive des règles peut donner naissance à des caillots plus volumineux ; il faut alors employer une sonde à trous plus grands, et faire de temps en temps des injections tièdes dans la vessie, avec la sonde ordinaire ou celle à double courant.

CHAPITRE X

ABLATION DES FILS.

Nous arrivons à la dernière phase de l'opération, l'ablation des fils. On s'est demandé s'il fallait laisser les sutures séjourner longtemps dans la plaie pour obtenir la réunion, ou s'il fallait les enlever plus tôt, dans la crainte de voir les fils produire des trajets fistuleux. Les pertuis fistuleux peuvent se produire de deux manières : 1.º si les fils déchirent les bords trois ou quatre jours après l'opération ; 2° s'ils restent trop longtemps dans la plaie, et que leur trajet suppure.

On a cherché (voir chapitre VII) à attribuer à la nature de tel ou tel fil la facilité plus ou moins grande à ulcérer les parties qu'il traverse. Au lieu de chercher là l'explication du fait, il est plus naturel d'invoquer en première ligne le degré de constriction trop énergique, en second lieu la tension des parties réunies, le trop long séjour des fils dans la plaie et par suite la facilité à la production du pus, et en troisième lieu la prédisposition de certaines malades à *faire du pus* sous la moindre impression[1]. Ce

[1] Nous avons vu deux malades succomber rapidement à la suite de

sont là, croyons-nous, les véritables causes des déchirures et des trajets fistuleux qui s'établissent à la suite des opérations.

Il faut donc, se guidant sur les indications tirées de l'état des parties réunies, de leur tension plus moins considérable, etc., enlever les fils du cinquième au dixième jour, pour ne pas retarder la guérison définitive par leur séjour prolongé, mais dans le cas seulement où il n'y a pas une forte tension à vaincre ; dans le cas contraire, il est nécessaire de les laisser plus longtemps, pour arriver à surmonter cette tension jusqu'à ce que la cicatrice soit bien solide.

On peut enlever tous les fils en une seule fois ou en plusieurs ; il faut toujours commencer l'ablation par les parties lés plus lâches, réservant pour les jours suivants celles qui offrent une tension plus considérable.

Jobert enlevait les fils du cinquième au douzième jour; Spencer Wells, Simon, les retirent du quatrième au cinquième jour, et renouvellent leurs essais les jours suivants; Sims, Baker-Brown, Simpson, les enlèvent du huitième au dixième jour; M. Courty[1] du cinquième au dixième jour. «J'ôte les fils du cinquième au dixième jour, suivant que la fistule est plus ou moins étendue, que les lèvres en sont plus relâchées ou tiraillées, que les tissus ont peu ou beaucoup de tendance à l'adhésion; quelquefois je les enlève

cette opération, emportées, l'une par un phlegmon du ligament large, l'autre par une ovarite, alors que rien ne pouvait faire pressentir, ni dans l'opération, qui avait été des plus simples, ni dans la robuste constitution des deux malades, une terminaison si malheureuse.

[1] *Loc. cit.*, pag. 1058.

tous le même jour, d'autres fois successivement, à un ou plusieurs jours d'intervalle les uns des autres.»

Le mode d'enlèvement des fils varie suivant la fixation de la suture. Bozeman laisse sa suture en place pendant dix jours; au bout de ce temps, il l'enlève avec précaution de la façon suivante : il coupe les fils entre la petite boule de plomb écrasée et la plaque ; les fils étant coupés, celle-ci est alors retirée doucement à l'aide d'une pince ; il cherche ensuite à écarter l'un de l'autre les deux chefs de l'anse du fil métallique pour les attirer au dehors. Simpson agit de même pour son fanon quadrangulaire en fil de fer. Sims, M. Courty et les partisans de la simple torsion opèrent de la manière suivante :

La femme est placée dans la même position que pour l'opération ; une injection préalable est faite dans le vagin, puis on introduit le plus petit modèle du spéculum de Sims, pour éviter de tirailler les parties; et il faut avoir bien soin de ne pas appuyer d'une manière brusque et intempestive sur le bas-fond ou les côtés : on risquerait de cette façon de rompre la cicatrice. La ligne de réunion est plus ou moins saillante ou tuméfiée ; la suture semble enfoncée, et souvent on a beaucoup de peine à voir l'extrémité tordue des fils.

A l'aide du crochet mousse, le chirurgien peut, avec précaution, déplisser, refouler le bourrelet de muqueuse, et quand il voit le bout tordu du fil, il le saisit avec la longue pince à patin et à mors recourbés sur leur plat ; il attire ce fil à lui, et ce n'est que lorsqu'il voit la boucle formée par le fil, qu'avec de longs ciseaux, droits ou courbes, il incise sa partie moyenne et l'attire au dehors par la partie tordue. Si l'on coupait les deux côtés de l'anse, on aurait beaucoup de peine à retirer le bout resté.

Il arrive qu'après la section on ne peut pas attirer le fil au dehors par la traction ordinaire. Le mieux à faire est d'attendre; car, si l'on persistait à trop tirer sur le bout, on déchirerait inévitablement le trajet parcouru par lui, on aurait là un écoulement de sang, toutes choses nuisibles en pareil cas.

L'extraction de tous les fils étant faite, on fait une seconde lotion détersive, et l'on replace la malade dans son lit. Elle doit observer le plus grand repos. On continue l'usage des opiacés comme moyens constipants; car il suffit à ce moment d'un effort peu considérable pour faire perdre en un instant tout le fruit d'une opération si laborieuse.

Ce n'est que trois ou quatre jours après l'ablation des fils qu'on peut donner à la malade un purgatif doux : 40 gram. d'huile de ricin, par exemple, associée à l'emploi de lavements huileux

La sonde peut être enlevée définitivement à cette époque; mais on devra sonder la malade trois ou quatre fois par jour, pour habituer peu à peu la vessie à se contracter et à rejeter l'urine. On continue aussi les lotions vaginales douze à quinze jours après l'ablation des fils. On peut permettre à la malade de se lever, de marcher, etc. C'est à cette époque qu'il faut s'assurer de la *guérison radicale* par une injection de lait dans la vessie; car nous n'admettons pas le mot d'*amélioration* comme résultat *définitif* de l'opération. Que de soi-disant succès ont ainsi été obtenus par des chirurgiens dont les statistiques, très-belles en apparence, renfermaient un nombre plus considérable d'améliorations que de guérisons !

M. Courty s'élève contre cette manière trop facile d'envisager le succès dans une opération incomplète. « On n'est pas peu surpris, dit-il, de lire comme résultat final, à la suite de certaines observations : *Amélioration; la malade perd ses urines seulement dans certaines positions ou dans certains mouvements ; il ne reste qu'un pertuis, etc.* N'est-il pas évident que, dans ce cas particulier, le résultat incomplet de l'opération, quelque satisfaisant qu'il paraisse au chirurgien, est un résultat nul pour la malade, et qu'il n'y a de succès que la guérison complète, absolue ? Cette guérison doit toujours être constatée de la façon la plus formelle, en distendant la vessie à l'aide d'une injection colorée (de l'eau blanchie avec du lait, par exemple), et en s'assurant qu'il n'en sort pas une goutte par un point quelconque de la ligne de réunion. Je n'ai jamais laissé partir une de mes malades sans constater sa guérison de cette manière[1].

La malade peut alors quitter l'hôpital et se livrer à ses occupations habituelles ; mais il est une recommandation importante, à notre avis, qui doit lui être faite avec tous les ménagements qu'exige un sujet aussi délicat : je veux parler du coït. Il faut lui en interdire l'usage d'une façon absolue pendant au moins un mois après l'opération ; car, sous l'influence directe des chocs qu'il occasionne, il peut distendre et déchirer la cicatrice, et en second lieu il agit indirectement en pouvant produire une grossesse dont les suites agiront d'une façon déplorable

---

[1] *Six opérations de fistules vésico-vaginales par la méthode américaine, toutes suivies d'une guérison immédiate.* — Paris, Asselin ; Montpellier, Coulet. 1865.

sur les parties réunies, en les dilatant outre mesure. Il est vrai de dire qu'il ne faut pas exagérer ici son influence, car M. Courty a vu chez ses opérées des fistules résister très-bien à des accouchements un peu trop hâtifs !

FIN.

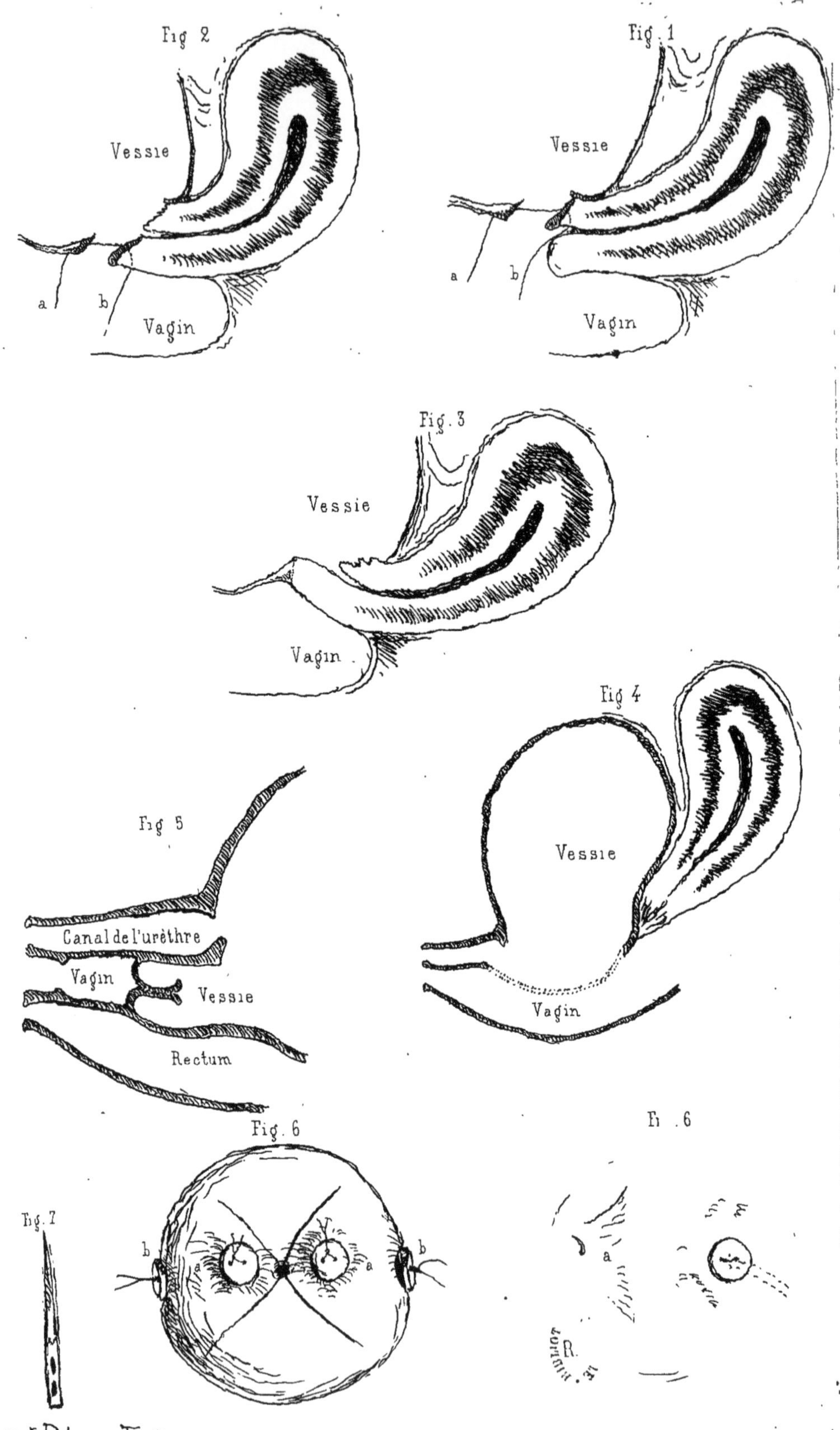

Fig 2
Vessie
Vagin
a
b
Fig 1
Vessie
Vagin
a
b
Fig. 3
Vessie
Vagin
Fig 4
Vessie
Vagin
Fig 5
Canal de l'urèthre
Vagin
Vessie
Rectum
Fig. 6
b
a
a
b
Fig. 7
Fi. 6
a
R.
Dr Bloc Fecit 1874
Lith Boehm & fils.

TABLE

—

Pages

AVANT-PROPOS................................... V

Iʳᵉ PARTIE.

CHAPITRE   I. — Époque qu'il faut choisir pour opérer.
            — Rôle de la grossesse et de la
            menstruation.................... 9

CHAPITRE   II. — Préparation éloignée à l'opération... 13

CHAPITRE III. — De la position de la malade......... 18

CHAPITRE   IV. — Exposition convenable des parties à
            examiner........................ 25

CHAPITRE   V. — Spéculum. — Son emploi.......... 28

IIᵐᵉ PARTIE.

CHAPITRE   VI. — Avivement...................... 33

CHAPITRE VII. — Passage des fils................ 53

CHAPITRE VIII. — Fixation de la suture............ 67

IIIᵐᵉ PARTIE.

CHAPITRE   IX. — Traitement consécutif............ 76

CHAPITRE   X. — Ablation des fils................ 83